F. Kiefer, A. Luger (Hg.)

Endokrinologie und Stoffwechsel

Florian Kiefer, Anton Luger (Hg.)

Endokrinologie und Stoffwechsel

MCW – Block 10

9., aktualisierte und überarbeitete Auflage

facultas

Assoc. Prof. Priv.- Doz. Dr. Florian Kiefer, PhD
Medizinische Universität Wien
Universitätsklinik für Innere Medizin III
Währinger Gürtel 18–20
1090 Wien

Univ.-Prof. Dr. Anton Luger
Medizinische Universität Wien
Universitätsklinik für Innere Medizin III
Währinger Gürtel 18–20
1090 Wien

Bibliografische Information der Deutschen Nationalbibliothek

Die Deutsche Nationalbibliothek verzeichnet diese Publikation in der Deutschen Nationalbibliografie; detaillierte bibliografische Daten sind im Internet über http://d-nb.de abrufbar.

9., aktualisierte und überarbeitete Auflage 2019

Satz und Druck: Facultas Verlags- und Buchhandels AG
Umschlag: ugreen – stock.adobe.com
Printed in Austria
ISBN 978-3-7089-1868-6

Vorwort

Die nunmehr vorliegende 9. Auflage dieses Buches ist in wesentlichen Teilen aktualisiert worden. Insbesondere ist das Armamentarium der zur Behandlung von Diabetes mellitus Typ 2 zur Verfügung stehenden Pharmaka in den letzten Jahren erheblich erweitert worden. Darüber hinaus haben Ergebnisse rezenter Studien zu kardiovaskulären Ereignissen sowie renalen Endpunkten bei Patienten mit Diabetes mellitus Typ 2 zu einer grundlegenden Änderung der Therapie-Leitlinien geführt. Eine Neuauflage des Buches erschien uns daher angezeigt, da neue Erkenntnisse zur Therapie einer Volkskrankheit mit noch immer steigender Prävalenz nicht unberücksichtigt bleiben sollten. Auch die weiteren Kapitel wurden überarbeitet, wofür wir allen Autoren danken, die dazu beigetragen haben, das Buch dem aktuellen Wissensstand anzupassen.

Bei dieser Gelegenheit möchten wir uns auch bei Herrn Univ. Doz. Martin Bischof, Herrn Univ. Prof. Dr. Martin Kraupp und Herrn Univ. Prof. Bernhard Ludvik herzlich bedanken, die an der Entstehung dieses Buches wesentlichen Anteil gehabt und bei vorherigen Auflagen als Mitherausgeber fungiert haben.

Florian Kiefer & Anton Luger

Jänner 2019

Inhaltsverzeichnis

Physiologie des Intermediärstoffwechsels

M. Bischof, M. Kraupp, M. Slak Rupnik

Glukosestoffwechsel

Glukose wird zum größten Teil über spezifische Transportproteine in die Zelle aufgenommen. Im Zytoplasma wird die freie Glukose durch Hexokinasen (in der Leber: Glukokinase) zu Glukose-6-Phosphat (G-6-P) phosphoryliert. Im Darm, in der Niere, in der Leber und im Gehirn sind Glukosetransporter an der Plasmamembran der Zelle reichlich konstitutiv exprimiert und ihre Anzahl nicht physiologisch regelbar. In einigen Geweben, vor allem in Skelettmuskelzellen und Adipozyten kann die Anzahl der Glukosetransporter an der Zellmembran durch Insulin weiter erhöht werden. Gut trainierte Skelettmuskelzellen reagieren empfindlicher auf Insulin als wenig trainierte Muskelzellen. Auch der Glukosetransport in der Leber ist insulinabhängig. Insulin stimuliert dort die Expression von Glukokinase und steigert Glukosephosphorylierung zu G-6-P.

G-6-P ist ein zentraler Drehpunkt des Glukosestoffwechsels, von dem aus folgende Stoffwechselwege beschritten werden können:

- Glykolyse
- Speicherung in Glykogen
- Pentosephosphatzyklus
- Freisetzung von Glukose durch G-6-Phosphatase in Leber und Niere

Glykolyse

Der anaerobe Abbau der Glukose erfolgt nach Zerfall in 2 Triosephosphate bis zum Pyruvat. Die meisten Reaktionen sind reversibel und können während der Glukoneogenese auch zur Synthese von Glukose herangezogen werden. Die Reaktionen der Hexokinase, der Phosphofruktokinase und der Pyruvatkinase sind jedoch irreversibel und müssen während der Glukoneogenese von anderen Enzymen überbrückt werden. Dadurch kann der Substratfluss durch Glykolyse und Glukoneogenese den Anforderungen des zellulären Stoffwechsels angepasst und ein sinnloses, energievernichtendes Cycling G-6-P → Pyruvat → G-6-P vermieden werden.

Das Schlüsselenzym zur Regulation der Glykolyse ist die Phosphofruktokinase. Auch die Pyruvatkinase ist an der Regulation der Glykolyse beteiligt, wobei dieses Enzym durch hohe ATP-Konzentrationen gehemmt wird.

Pyruvat ist ein weiterer Knotenpunkt im Intermediärstoffwechsel. Folgende Wege können von hier aus beschritten werden:

- unter anaeroben Bedingungen erfolgt die Reduktion zu Laktat durch die Laktatdehydrogenase
- im Mitochondrion Bildung von Oxalacetat durch Pyruvat-Carboxylase und von hier
  a) in den Citratzyklus oder
  b) aus dem Mitochondrion zurück ins Zytosol und in die Glukoneogenese
- Bildung von Acetyl-CoA durch Pyruvat-Dehydrogenase und von hier
  a) in den Zitratzyklus oder
  b) über Citrat wieder in Zytosol zur Fettsäuresynthese

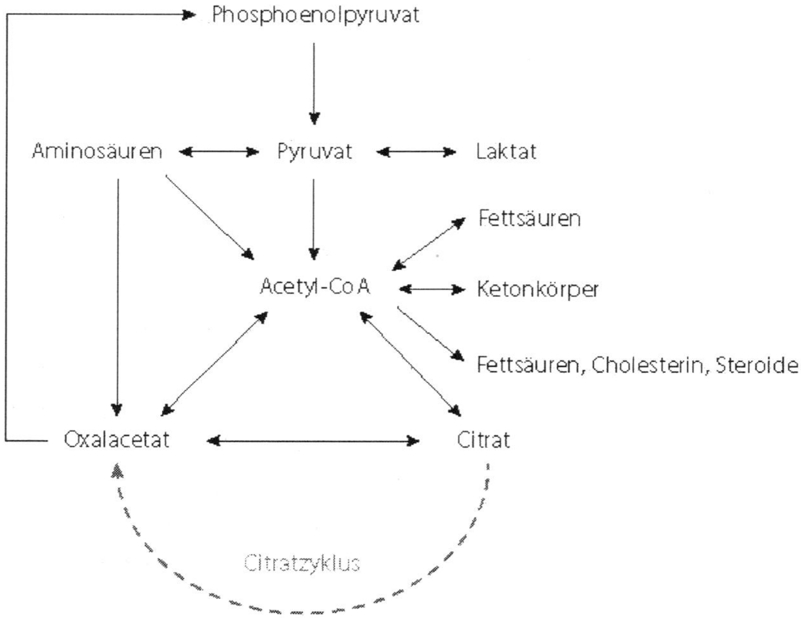

Abb. 1

Der Citratzyklus ist die gemeinsame metabolische Endstrecke für Aminosäuren, Glukose und Fettsäuren. Der Übergang von der anaeroben Glykolyse zum aeroben Katabolismus ist die Decarboxylierung von Pyruvat zu Acetyl-CoA, das dann nur mehr im Citratzyklus oxidiert oder zu Fettsäuren synthetisiert werden kann.

Glukoneogenese

Als Glukoneogenese wird die Neubildung von Glukose aus C3-Bruchstücken bezeichnet. Bei kurzem und auch bei längerem Fasten erfolgt die Glukoneogenese in der Leber und in der Niere. Schon bei nächtlicher Nahrungskarenz trägt die Niere fast 50 % zur Glukoneogenese bei.

Die wichtigsten Präkursoren der Glukoneogenese sind: 1) *Laktat* (32 %), das aus dem Muskel stammt (Cori-Zyklus) und über Pyruvat in die Glukoneogenese eingeht, 2) *Aminosäuren* (Glutamin (30 %), Alanin (20 %)), die bei langem Fasten durch Glucocorticoide aus Protein freigesetzt werden und über Pyruvat oder Oxalacetat in die Glukoneogenese eingehen, und 3) *Glycerin* (8 %), das bei der Lipolyse aus Triglyzeriden freigesetzt wird und über Dihydroxyacetonphosphat in die Glukoneogenese eingeht.

Die Schlüsselenzyme zur Regulation der Glukoneogenese sind die Phosphoenolpyruvat-Carboxykinase (PEP-CK) und die Fructose-1,6-bisphosphatase.

Glykogen

Glykogensynthese

Drei Enzyme sind an der Glykogensynthese beteiligt: UDP-Glukose-Pyrophosphorylase, Glykogen-Synthase und Glykogen-Verzweigungs-Enzyme.

Zur Glykogensynthese wird Glukose-6-Phosphat zunächst in Glukose-1-Phosphat und dann weiter in Uridindiphosphatglukose umgewandelt. Als Startermolekül dient eine Proteinkette (Glykogenin). An das Glykogenin werden von der Glykogen-Synthase Glukosylreste von UDP-Glukose auf die bereits vorhandene Kette in $\alpha(1\rightarrow4)$-Bindung übertragen. Damit wird die Kette schrittweise um je eine Glukoseeinheit verlängert. Die Verzweigung bei der Glykogenbildung geschieht durch die Amylo-(1,4→1,6)-Transglykosylase (Verzweigungs-Enzym oder Branching-Enzym).

Zur Bildung von Glykogen kann entweder vorhandene Glukose (direkter Weg) oder glukoneogenetisch gebildete Glukose (indirekter Weg) herangezogen werden.

Glykogenabbau

Auch am Glykogenabbau sind drei Enzyme beteiligt: Die Glykogen-Phosphorylase, das Glykogen-Debranching-Enzym und die Glukosephosphat-Mutase.

Die Glykogen-Phosphorylase katalysiert die Phosphorolyse von Glykogen zu Glukose-1-Phosphat. Das Glykogen-Debranching-Enzym beseitigt die Verzweigungen des Glykogens, wodurch dessen vollständiger Abbau durch die Glykogen-Phosphorylase möglich wird. 90 % der Glukosereste des Glykogens können so in Glukose-1-Phosphat umgewandelt werden. Die restlichen 10 %, die an den Verzweigungsstellen liegen, werden direkt als Glukose freigesetzt. Das aus der Glykogenolyse stammende Glukose-1-Phosphat wird durch die Glukosephosphat-Mutase in G-6-P umgewandelt. In Leber (und Niere) wird G-6-P durch die Glukose-6-Phosphatase hydrolytisch gespalten und als freie Glukose an das Blut abgegeben.

Aminosäurestoffwechsel

Aminosäuren werden einerseits zur Synthese von Proteinen benötigt, andererseits können sie im Hungerzustand zur Glukoneogenese und Lipidsynthese verwendet werden. Überschüssige Aminosäuren werden im Harnstoffzyklus ausgeschieden. Während der menschliche Körper zahlreiche Aminosäuren selbst erzeugen kann (nicht-essentielle Aminosäuren), müssen einige Aminosäuren mit der Nahrung zugeführt werden (essentielle Aminosäuren).

Durch Transamierung und oxidative Desamierung werden Aminosäuren in die entsprechenden α-Ketonsäuren umgewandelt. Das Kohlenstoffgerüst der α-Ketonsäuren wird in den Citratzyklus eingeschleust. Alle Aminosäuren, die Pyruvat oder Zwischenprodukte des Citratzyklus bilden, können zur Glukoneogenese verwendet werden und werden daher als glukoplastische Aminosäuren bezeichnet. Aminosäuren, die über Acetyl-CoA oder Acetoacetat in den Citratzyklus eingehen, werden als ketoplastische Aminosäuren bezeichnet. Wenn im Hungerzustand Aminosäuren zur Glukoneogenese herangezogen werden, sind dafür nur die glukoplastischen Aminosäuren geeignet, während das Acetyl-CoA, welches aus den ketoplastischen Aminosäuren entstanden ist, aus Mangel an Oxalacetat nicht in den Citratzyklus eingehen kann und daher zu Ketonkörpern weiterreagiert.

Fettstoffwechsel

Lipolyse

Fettsäuren werden hauptsächlich in den Fettzellen als Triglyzeride gespeichert. Die Freisetzung von Fettsäuren erfolgt durch die Aufspaltung in freie Fettsäuren und Glycerin durch Adipose Triglyzerid Lipase (ATGL), weiters durch die Hormon-sensitive Lipase (HSL) und letztendlich durch Monoglyzerid Lipase. Das durch die Lipolyse frei werdende Glycerin geht über Glycerinaldehyd-3-P in die Glykolyse ein. Die Aktivierung von ATGL und HSL erfolgt durch: Katecholamine, Glukagon (pharmakologisch) und ACTH über den second messenger cAMP. Gehemmt wird die Aktivität der Lipase durch Insulin (physiologisch) und Nikotinsäure (pharmakologisch).

β-Oxidation

Die Fettsäuren werden über β-Oxidation im Mitochondrion abgebaut. Zunächst erfolgt im Zytoplasma durch die Acyl-CoA-Synthetase die Aktivierung der Fettsäure zu Acyl-CoA unter Verbrauch von ATP. Da die mitochondriale Wand für langkettige Fettsäuren nicht permeabel ist, erfolgt der Transport von langkettigen Fettsäuren ins Mitochondrion durch Veresterung mit Carnitin. Das aus der β-Oxidation im Mitochondrion stammende Acetyl-CoA kann nur in den Citratzyklus eingeschleust werden, wenn ausreichend Oxalacetat zur Verfügung steht. Wenn dieser Weg nicht offen steht, erfolgt die Bildung von Ketonkörpern: Acetoacetat, β-Hydroxybutyrat und Aceton. Acetyl-CoA kann von Tieren nicht in Oxalacetat oder Pyruvat umgewandelt werden, das bedeutet, dass Fette nicht in Glukose umgewandelt werden können.

Synthese von Fettsäuren

Die Synthese von Fettsäuren findet im Cytosol statt, wobei entweder vorhandene Fettsäuren durch Anlagerung von Acetyl-CoA verlängert oder eine Fettsäure durch Synthese von Malonyl-CoA neu gebildet wird. Diese Reaktionen werden durch einen Multienzymkomplex katalysiert, der als Fettsäure-Synthase-Komplex bezeichnet wird. Das dazu benötigte Acetyl-CoA wird als Citrat aus dem Mitochondrion geschleust, wobei das nach Abspaltung von Acetyl-CoA verbleibende Oxalacetat nach Umwandlung in Pyruvat wieder in das Mitochondrion zurückkehren kann.

Das Schlüsselenzym der Fettsäuresynthese ist die Acetyl-CoA-Carboxylase.

Stoffwechsel einzelner Organe und Bedeutung einzelner Organe für den Intermediärstoffwechsel

Gehirn

Das Gehirn verwendet in erster Linie Glukose, und zwar täglich etwa 120 g, was ca. 60 % der Gesamtglukoseproduktion in Leber und Niere entspricht. Das Gehirn selbst hat nur kleine Glykogenvorräte. Glukose gelangt über den Glukosetransporter GLUT1 über die Blut-Hirn-Schranke in Astrozyten und über GLUT3 in die neuronalen Zellen. Diese Transporter sind normalerweise mit Glukose gesättigt (Km = 1,6 mM Blutglukosekonzentration, nüchtern: 4,4–5,6 mM) und das Gehirn daher konstant mit Glukose versorgt. Das Gehirn besitzt keine Glukose-6-Phosphatase, daher kann Glukose nicht von den Zellen wieder ans Blut abgegeben werden. In spezifischen Gehirn-Regionen wird ungefähr ein Viertel der Glukose in Astrozyten durch aerobe Glykolyse in Laktat verwandelt, das lokal vor allem erhöhte synaptische Aktivität unterstützen kann. Im Fastenzustand kann das menschliche Gehirn auch Ketonkörper verwerten, nicht jedoch freie Fettsäuren, da diese an Albumin gebunden sind und somit die Blut-Hirn-Schranke nicht überwinden können.

Leber

Die Leber ist das zentrale Organ im Intermediärstoffwechsel. Sie erhält über die Pfortader resorbierte Stoffe direkt aus dem Darm (Ausnahme: Lipide, die über das Lymphsystem in den Körperkreislauf gelangen). In der Leber können folgende Stoffwechselprozesse ablaufen:

- Aufgenommene Glukose wird in G-6-P umgewandelt, welches verwendet werden kann
  - zur Glykogensynthese
  - zum Abbau zu Acetyl-CoA (u. a. Ausgangsstoff zur Fettsäure-, Cholesterin- und Gallensäuresynthese)
  - zum Abbau über den Pentosephosphatweg (Bereitstellung von NADPH)
- Bei Bedarf kann die Leber Glykogen mobilisieren und – da sie Glukose-6-Phosphatese besitzt – Glukose ins Blut abgeben
- Bei prolongiertem Fasten wird eine ausreichende Versorgung mit Glukose durch Glukoneogenese gewährleistet
- Fettsäuresynthese, Veresterung von Fettsäuren und Abgabe als VLDL ans Blut
- Ketonkörperbildung (in Mitochondrienmatrix)
- Proteinsynthese
- Harnstoffsynthese

Ihren eigenen Energiebedarf deckt die Leber in erster Linie durch α-Ketosäuren aus dem Aminosäure-Abbau.

Skelettmuskel

Glukose: Speicherung in Form von Glykogen (ca. 5000 kJ). Muskelzellen haben keine Glukose-6-Phosphatase, daher kann Muskelglykogen nicht bis zu Glukose metabolisiert und ans Blut abgegeben werden. In Ruhe decken Fettsäuren 85 % des Energiebedarfs des Muskels. Außerdem kann der Muskel Ketonkörper verwerten.

Herz

Das Herz hat keine Glykogenreserven und deckt seinen Energiebedarf hauptsächlich durch Fettsäuren.

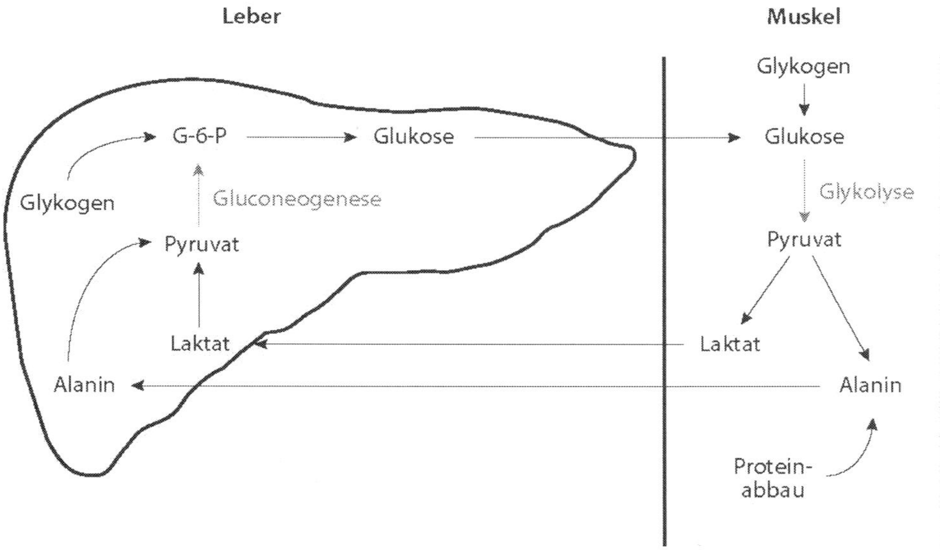

Abb. 2. Stoffwechselbeziehungen zwischen Muskel und Leber

Fettgewebe

Veresterung von Fettsäuren, Speicherung von Triacylglycerinen (im Allgemeinen > 500.000 kJ), Freisetzung von Fettsäuren aus Triacylglycerinen (Steuerung über hormonsensitive Lipase). In Fettzellen bestimmt der Glukosespiegel, ob Fettsäuren ans Blut abgegeben werden.

Energiespeicher des Organismus

Kohlenhydrate: Glykogen ist die Speicherform von Glukose in Leber, Muskulatur und Astrozyten. Leber-Glykogen (nicht jedoch Muskel-Glykogen) ist ein Puffer zur Konstanthaltung des Blutglukosespiegels zwischen den Mahlzeiten. Aus Glykogen kann Glukose rasch mobilisiert werden und auch in Abwesenheit von Sauerstoff (im Gegensatz zu Fettsäuren) zur Energiebereitstellung genutzt werden.

Fett: Triacylglycerine (Fettgewebe): Vorteil: Eine große Menge Energie kann in relativ wenig Gewicht/Volumen gespeichert werden.

Proteine: Können prinzipiell zur Energiegewinnung verwendet werden, allerdings zu Lasten von Struktur bzw. Funktion.

Tab. 1. Brennstoffreserven eines 70 kg schweren Mannes
(nach Cahill (1976): Clin. Endocrinol. Metab.)

	Verfügbare Energie (kJ)		
Organ	**Glukose oder Glykogen**	**Triacylglycerine**	**Mobilisierbare Proteine**
Blut	250	190	0
Leber	1.650	1.900	1.650
Gehirn	30	0	0
Muskel	5.000	1.900	100.500
Fettgewebe	330	565.000	165

Stoffwechselanpassung bei Nahrungszufuhr/ Substratspeicherung

Leber

- *Kohlenhydrate:* Glykogensynthese, kaum de novo Lipogenese
- *Triacylglycerine:* VLDL-Synthese und -Sekretion
- *Aminosäuren:* Substrate für Protein- und Glykogensynthese

Skelettmuskulatur

- Aufnahme von Glukose über GLUT4
- Steigerung der Glykogensynthese
- Erhöhte Lipoproteinlipase-Aktivität im Kapillarendothel: Spaltung von Triacylglycerinen in Chylomikronen und VLDL und vermehrte Aufnahme von Fettsäuren, gesteigerte Synthese von Triacylglycerinen

Fettgewebe

- Erhöhte Lipoproteinlipase-Aktivität: Spaltung von Triacylglycerinen in Chylomikronen und VLDL und vermehrte Aufnahme von Fettsäuren in Fettzellen.
- Aufnahme von Glukose über GLUT 4, gesteigerte Synthese von Triacylglycerinen

Die Steuerung der Substratspeicherung (Aufbaustoffwechsel) nach Nahrungszufuhr erfolgt in erster Linie durch Insulin. Das heißt auch, dass ohne Insulin keine Substratspeicherung erfolgen kann und katabole Prozesse dominieren.

Insulin

Beim Fasten ist die Insulinkonzentration im Plasma niedrig und Glukoneogenese überwiegt. Nach der Nahrungsaufnahme erfolgt die Sekretion von Insulin. Nach Sekretion in die Pfortader unterliegt Insulin in der Leber einem ausgeprägten First-Pass-Effekt, sodass nur ein geringer Teil des sezernierten Insulins in die periphere Zirkulation gelangt. Die Plasmahalbwertszeit beträgt ca. 3–4 Minuten, weil Insulin sehr schwach an Plasmatransportproteine bindet und durch glomeruläre Filtration rasch renal eliminiert wird. Die renale Elimination wird durch zyklische Freisetzung von Insulin kompensiert. Die Wirkung von Insulin erfolgt über den membranständigen Insulinrezeptor.

Sofort (innerhalb von Sekunden):

- vermehrte Aufnahme von Glukose, Aminosäuren und K^+ in Insulin-sensitive Zellen (Fettzellen, Muskelzellen)

Mittelfristig (innerhalb von Minuten):

- Stimulation der Proteinsynthese
- Hemmung des Protein-Abbaus
- Stimulierung der Glykolyse und der Glykogen-Synthese
- Hemmung des Glykogen-Abbaus

Langfristig (innerhalb von Stunden):

- vermehrte Neusynthese von lipogenetischen und anderen Enzymen

Wirkungen von Insulin auf verschiedene Gewebe

Allgemein

Zell-Housekeeping, Zellwachstum und Substratspeicherung

Leber

Gesteigerte Protein- und Lipidsynthese, verminderte Glukoneogenese und gesteigerte Glykogensynthese, daher verminderte Freisetzung von Glukose, verminderte Ketogenese

Muskulatur

Vermehrte Aufnahme von Glukose, Aminosäuren, Ketonkörpern und K^+, gesteigerte Protein- und Glykogensynthese; verminderter Protein-Abbau und verminderte Freisetzung glukoneogenetischer Aminosäuren

Fettgewebe

Vermehrte Aufnahme von Glukose und K^+, vermehrte Fettsäuresynthese, vermehrte Glycerin-Phosphatsynthese, Aktivierung der Lipoproteinlipase, Hemmung der Hormon-sensitiven Lipase, daher insgesamt vermehrte Speicherung von Triacylglycerinen

Nahrungskarenz oder physische Aktivität

Im Zustand der Nahrungskarenz ist es das Ziel des Organismus, die Blutglukosekonzentration bei $\geq$ 80 mg/dl aufrechtzuerhalten. Das geschieht durch Mobilisierung von Glykogen und Freisetzung von Glukose aus der Leber, durch Freisetzung von Fettsäuren aus Fettgewebe und Verwertung von Fettsäuren (statt Glukose) durch Muskeln und Leber.

Hormonelle Steuerung: Bei Nahrungskarenz oder im Rahmen physischer Aktivität kommt es zum Anstieg der Konzentrationen von Glukagon, Katecholaminen, Cortisol und Wachstumshormon, sowie zum Abfall der Insulinkonzentration. Das ist für den katabolen Metabolismus verantwortlich.

Daraus ergeben sich folgende Stoffwechselveränderungen:

- Lipolyse im Fettgewebe
- Glykogenolyse und Glukoneogenese in der Leber
- Fettsäureoxidation in vielen Geweben
- Steigerung der Synthese von Ketonkörpern und Abgabe durch die Leber

Probleme bei längerer Nahrungskarenz

Gehirn und andere Gewebe (z. B. Erythrozyten) brauchen Glukose, die nur aus Glycerin (wenig) bzw. Aminosäuren herstellbar ist. Die Bereitstellung erfolgt durch die eiweißkatabole Wirkung von Glukocorticoiden. Proteinabbau bewirkt langfristig eine Funktionseinschränkung des Organismus.

Autoimmunendokrinologie

P. Pietschmann

Einleitung

Unter Autoimmunität versteht man einen immunpathologischen Prozess, bei dem eine abnorme Immunantwort auf Autoantigene entsteht. In der Humanmedizin ist eine Vielzahl von Autoimmunerkrankungen bekannt; Beispiele für solche Erkrankungen sind in Tab. 1 angegeben. Autoimmunerkrankungen können organspezifisch sein (z. B. Hashimoto-Thyreoiditis) aber auch eine Vielzahl von Organen oder Organsystemen befallen (z. B. Systemischer Lupus erythematodes). Die Entwicklung von Autoimmunerkrankungen verläuft meist sehr komplex. Grundsätzlich kann eine Autoimmunerkrankung durch Veränderung des Autoantigens entstehen. Eine andere Möglichkeit besteht darin, dass ein abnorm funktionierendes Immunsystem zu einer Störung der immunologischen Selbsterkennung führt. Schließlich besteht noch die Möglichkeit der Kombination der vorher beschriebenen Mechanismen.

Tab. 1. Spektrum der Autoimmunerkrankungen

organspezifisch	• Hashimoto-Thyreoiditis
↓	• Morbus Basedow
	• Perniziöse Anämie
	• Typ-1-Diabetes mellitus
	• Idiopathische thrombozytopenische Purpura
	• Primär biliäre Zirrhose
	• Chronische Polyarthritis
	• Sklerodermie
	• Mixed Connective Tissue Disease
systemisch	• Systemischer Lupus erythematodes

Milgrom und Witebsky haben folgende Postulate zur Klassifikation einer Erkrankung als Autoimmunerkrankung aufgestellt (zit. nach G. Wick 2007):

1. Nachweis von Antikörpern oder lymphoiden Zellen des Patienten, welche mit körpereigenem antigenem Material reagieren.
2. Das Antigen ist genau definiert.
3. Im Tierexperiment muss das Autoantigen immunogen sein. Die beim Tier ausgelöste Erkrankung soll der anatomischen Verteilung des Antigens entsprechen.
4. Die Autoimmunerkrankung ist durch Serum oder lymphoide Zellen übertragbar.

Risikofaktoren für die Entstehung von Autoimmunerkrankungen

MHC-Genotyp

Seit vielen Jahren ist bekannt, dass Autoimmunerkrankungen mit bestimmten HLA-Allelen assoziiert sind. Bei Autoimmunerkrankungen, welche das endokrine System betreffen, finden sich häufig Assoziationen mit HLA-DR 3 und HLA-DR 4 (Tab. 2). HLA-Klasse-2-Moleküle spielen eine wichtige Rolle bei der Antigenpräsentation (Abb. 1). Antigenpräsentierende Zellen (z. B. dendritische Zellen) nehmen Antigene auf, prozessieren diese und präsentieren die Antigene unter Zuhilfenahme von HLA-Klasse-2-Molekülen an T-Helferzellen. Eine der Erklärungen für die Assoziation von Autoimmunerkrankungen mit dem HLA-System besagt, dass bestimmte Autoantigene bevorzugt über bestimmte Varianten der HLA-Moleküle präsentiert werden.

Tab. 2. HLA und Autoimmunität

HLA und Autoimmunität	
Typ-1-Diabetes mellitus	HLA-DR 3, HLA-DR 4
Morbus Addison	HLA-B8, HLA-DR 3
Hashimoto-Thyreoiditis	HLA-DR 3, HLA-DR 4, HLA-DR 5
Morbus Basedow	HLA-DR 3
Chronische Polyarthritis	HLA-DR 4
Morbus Bechterew	HLA-B 27

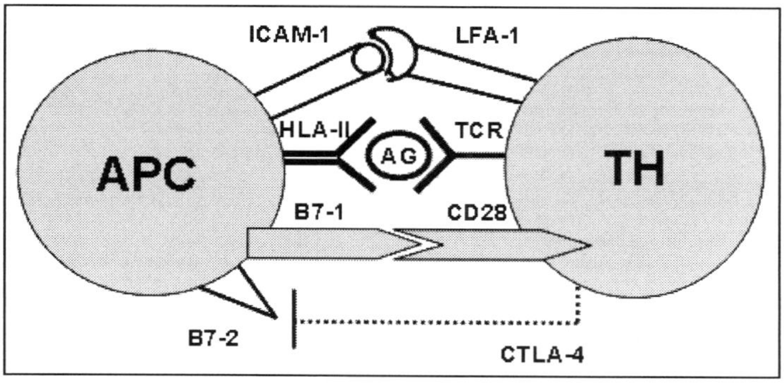

Abb.1. Antigenpräsentation und Aktivierung von T-Helferzellen. Modifiziert nach Trowsdale 2006
APC: Antigenpräsentierende Zelle; TH: T-Helferzelle; ICAM-1: Intercellular adhesion molecule-1; LFA-1: Leucocyte functional antigen-1; HLA-II: HLA-Klasse II-Molekül; AG: prozessiertes Antigen; TCR: T-Zellrezeptor, B7-1, B7-2; CD28: Co-stimulatorische Moleküle;
CTLA-4: Cytotoxic T-lympho-cyte associated antigen-4

Cytotoxic T-lymphocyte associated antigen 4

Cytotoxic T-lymphocyte associated antigen-4 (CTLA-4) ist ein Molekül, welches für T-Lymphozyten ein negatives Signal bedeutet und deren Aktivierung hemmt. CTLA-4 kann die antigenspezifische Apoptose von T-Lymphozyten mediieren und so die autoreaktive Proliferation von T-Lymphozyten unterdrücken. CTLA-4 ist für die Autoimmun-Endokrinopathie insofern von Bedeutung, als eine Assoziation zwischen CTLA-4 Polymorphismen und dem Erkrankungsrisiko für Hashimoto-Thyreoiditis oder Morbus Basedow gefunden wurde.

Genderspezifität der Autoimmunerkrankungen

Bei einer Vielzahl von Autoimmunerkrankungen wurde beobachtet, dass Frauen häufiger als Männer betroffen sind (z. B. Hashimoto-Thyreoiditis, Morbus Basedow, Morbus Addison). Endokrine Faktoren (z. B. 17β-Östradiol) könnten als Erklärung für die Genderspezifität der Autoimmunerkrankungen herangezogen werden; die genaueren Mechanismen konnten allerdings noch nicht eindeutig definiert werden.

Auslösende Mechanismen bei Autoimmunerkrankungen

An der Entstehung von Autoimmunerkrankungen können exogene und endogene Mechanismen beteiligt sein.

Ein wichtiger **exogener** Mechanismus ist die molekulare Mimikry (Kreuzreaktion von gegen Mikroben gebildeten Antikörpern mit körpereigenen Strukturen).

Beispiele für **endogene** Auslösungsmechanismen von Autoimmunerkrankungen sind:

- Veränderungen des Autoantigens
- Veränderungen der Funktion von antigenpräsentierenden Zellen
- gesteigerte Funktion von T- oder B-Lymphozyten

Die Gewebszerstörung bei Autoimmunerkrankungen kann einerseits durch Autoantikörper (Blockierung/Inaktivierung oder Antibody-dependent cellular cytotoxicity) oder durch die Lymphozyten (zelluläre Zytotoxizität, Produktion bestimmter Zytokine) erfolgen.

In der Folge wird die Autoimmunpathogenese ausgewählter endokriner Erkrankungen exemplarisch dargestellt.

Hashimoto-Thyreoiditis

Die Hashimoto-Thyreoiditis ist eine der häufigsten endokrinen Erkrankungen. Es wird vermutet, dass Viren an der Auslösung der Erkrankung beteiligt sind. Gesichert gilt dies lediglich für das human T-cell lymphotropic virus 1.

Humorale Immunität

Bei der Hashimoto-Thyreoiditis finden sich Autoantikörper gegen Thyreoperoxidase (TPO), gegen Thyreoglobulin sowie (seltener) das die TSH-Bindung inhibierende Immunglobulin (TBII).

Zelluläre Immunität

Histologisch findet sich in frühen Stadien der Erkrankung eine deutliche Infiltration der Schilddrüse durch Lymphozyten und Plasmazellen (Abb. 2). In der Folge kommt es zu einer Zerstörung des Schilddrüsengewebes durch CD8+-zytotoxe Zellen. An der Gewebszerstörung sind weiters Zytokine (Tumor-Nekrosefaktor, Interferon-γ) beteiligt. Zusätzlich wird eine Hinaufregulation von HLA-Klasse-1- und Klasse-2-Molekülen sowie bestimmter Adhäsionsmoleküle beobachtet.

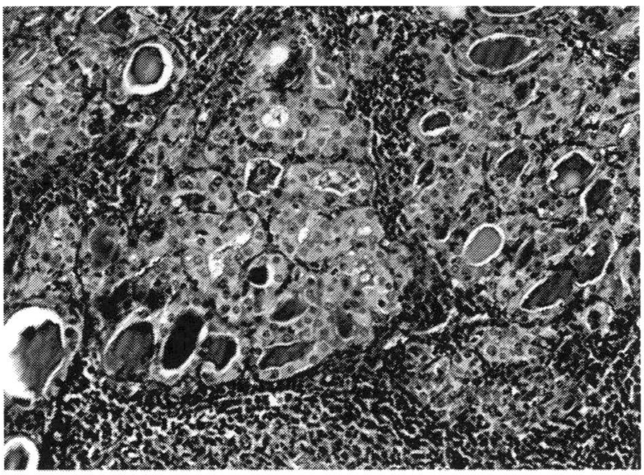

Abb. 2. Dichtes lymphozytäres Infiltrat bei Autoimmunthyreoiditis (M. Hashimoto).

Morbus Basedow

Der Morbus Basedow (englisch: Grave Disease) ist bei Frauen etwa 10-mal häufiger als bei Männern. Über die auslösenden Faktoren der Erkrankung ist wenig bekannt. Es gibt lediglich indirekte Evidenz, dass Stress hier beteiligt sein könnte.

Humorale Immunität

Bei Morbus Basedow kommt dem **TSH-Rezeptor-Autoantikörper** (TRAK), auch als Thyreoidea-stimulierendes Immunglobulin (TSI) bezeichnet, eine direkte pathogenetische Bedeutung zu. In der Schilddrüse, dem Knochenmark und Lymphknoten kommt es zu einer Produktion des TRAK. TRAK bindet sich an den TSH-Rezeptor und bewirkt dadurch eine Stimulation der Schilddrüsenhormonproduktion (Abb. 3).

Zelluläre Immunität

Es findet sich eine diffuse lymphozytäre Infiltration der Schilddrüse.

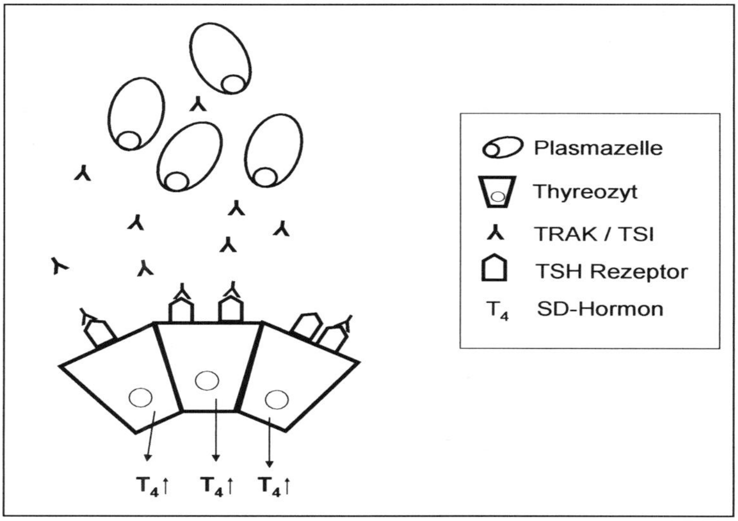

Abb. 3. Auslösung einer Hyperthyreose durch TSH-Rezeptor-Autoantikörper (TRAK). Modifiziert nach Burmester & Pezzuto 1998

Bei einem Teil der Patienten mit Morbus Basedow (nicht aber bei anderen Formen der Hyperthyreose) wird eine **Endokrine Ophthalmopathie** beobachtet. Durch eine vermehrte Zytokinproduktion im Bereich der Orbita (Interferon-γ, Tumor-Nekrosefaktor, Interleukin-1) kommt es zu einer Fibroblastenaktivierung, einer gesteigerten Glukosaminoglykansynthese und damit zu einer Schwellung der Augenmuskeln.

Typ-1-Diabetes mellitus

Entsprechend der internationalen Klassifikation des Diabetes mellitus wird der immunmediierte Diabetes mellitus als Typ-1-Diabetes bezeichnet. Der Krankheitsbeginn liegt meist im Kindes- oder jungen Erwachsenenalter, seltener wird auch eine Manifestation bei älteren Menschen (Latent Autoimmune Diabetes of Adults = LADA) beobachtet. Als Auslöser der Erkrankung werden Virusinfektionen (Coxsackie-Virus?) diskutiert; als gesichert gilt die Auslösung durch kongenitale Rötelinfektion.

Humorale Immunität

Bei mehr als 75 % der frisch manifestierten Typ-1-Diabetiker können **Inselzellantikörper** (ICA) nachgewiesen werden. Die ICA sind gegen Inselzellantigene wie z. B. gegen Glutamic acid decarboxylase (GAD) gerichtet. Darüber hinaus werden bei Typ-1-Diabetikern auch Autoantikörper gegen Insulin beobachtet.

Zelluläre Immunität

Bei der Erkrankung wird histologisch eine Insulitis, d. h. eine Infiltration der Langerhans'schen Inseln des Pankreas durch mononukleäre Zellen beobachtet. Die Destruktion der β-Zellen erfolgt im Wesentlichen durch zytotoxe CD8+-T-Lymphozyten. Darüber hinaus sind auch Zytokine wie TNF-α, Interferon γ und Interleukin-1 an der Gewebsdestruktion beteiligt.

Morbus Addison

In den entwickelten Ländern ist die Autoimmunität bei 70–80 % der Fälle die Ursache einer primären Nebennierenrinden-Insuffizienz (die zweithäufigste Ursache ist die Tuberkulose).

Humorale Immunität

Bei Patienten mit Morbus Addison können Antikörper gegen die 21-Hydroxylase nachgewiesen werden (die pathogenetische Bedeutung dieser Antikörper ist unklar, ihre Bestimmung kann jedoch eine diagnostische Hilfestellung bieten).

Zelluläre Immunität

Histopathologisch findet sich eine Fibrose und mononukleäre Infiltration der Nebennierenrinde, gelegentlich treten Plasmazellen auf. Wahrscheinlich erfolgt eine autoimmune Zerstörung der Nebennieren durch zytotoxe T-Zellen.

Literatur

Wick G: Immunsystem. In: Schwarz S, Förster O, Peterlik M, Schornstein K, Wick G (Hg): Pathophysiologie. Molekulare und zelluläre systemische Grundlagen von Krankheiten, Maudrich Verlag, Wien 2007, 11-2 bis 11–69

Lipsky BE, Diamond B: Autoimmunity and Autoimmune Diseases. In: Kasper DL, Braunwald E, Fauci AS, Hauser SL, Longo DL, Jameson JL(Eds) Harrison's Principles of Internal Medicine, 16th edition, 2005. The McGraw-Hill Companies, 1956–1960

Trowsdale J: Antigen presentation. In: Male D, Brostoff J, Roth DB, Roitt I (Eds): Immunology, 7th edition 2006, Mosby Elsevier, 145–162

Jameson JL, Weetman AP: Diseases of the Thyroid Gland. In: Kasper DL, Braunwald E, Fauci AS, Hauser SL, Longo DL, Jameson JL (Eds): Harrison's Principles of Internal Medicine, 16th edition, 2005, The McGraw-Hill Companies, 2104–2127

Roitt I: Autoimmunity and autoimmune disease. In: Male D, Brostoff J, Roth DB, Roitt I (Eds): Immunology, 7th edition 2006, Mosby Elsevier, 365–382

Burmester GR, Pezzutto A. In: Taschenatlas der Immunologie, 1998, Thieme Verlag Stuttgart – New York

Danksagung

Der Autor möchte sich bei Frau Birgit Schwarz für ihre Hilfe bei der Abfassung des Manuskripts und bei Univ.-Prof. Dr. Roland Sedivy (Zentrum für Pathologie, Danube Private University, Krems) für die Überlassung der Abbildung 2 bedanken.

Nebenniere

M. Kraupp, K. Kaserer, O. Koperek, W. Marktl, C. Nanoff, M. Willheim, R. Dudczak, G. Karanikas, W. Schima, M. Bischof, A. Luger

Anatomie

Bei den Nebennieren (NN) handelt es sich um paarig angelegte Organe des Retroperitonealraums. Wie der Name beschreibt, finden sie sich in unmittelbarer Nachbarschaft der Nieren den Nierenpolen aufgelagert. Die lappenartigen Organe (rechte NN dreieckig, kapuzenförmig, linke NN halbmondförmig) weisen eine maximale Ausdehnung von ca. 6 cm auf und wiegen 4–10 g. Auf lamellierenden Schnittflächen der ca. 1 cm dicken Organe zeigt sich außen eine sattgelbe Rinde und zentral das eher graue Mark. In der Rinde werden die Steroidhormone Aldosteron, Cortisol, Androgene und Östrogene gebildet und im Mark die Katecholamine Adrenalin, Noradrenalin und Dopamin.

Die Kenntnis der Lagebeziehungen der Nebennieren zu anderen Organen des Peritoneal- und Retroperitonealraums sowie die Kenntnis der Gefäßversorgung sind von erheblicher Bedeutung (Abb. 1).

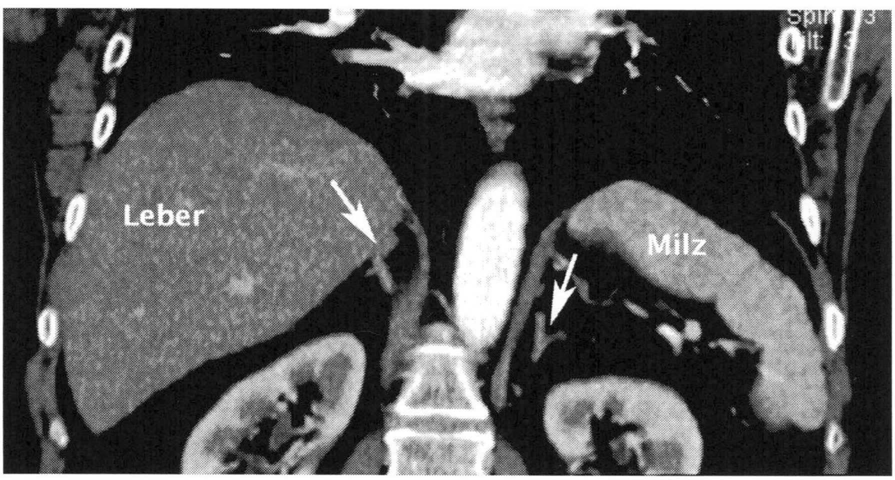

Abb. 1. 3D-Rekonstruktion einer CT in coronaler Schichtführung zeigt die normalen Nebennieren beidseits (Pfeile)

Lagebeziehung rechte Nebenniere

- Facies posterior – Pars lumbalis des Zwerchfells
- Facies renalis – oberer Pol der rechten Niere
- Facies anterior – Leber
- Medialer Rand – V. cava inferior

Lagebeziehung linke Nebenniere

- Facies posterior – Pars lumbalis des Zwerchfells
- Facies renalis – medialer Rand und oberer Pol der linken Niere
- Facies anterior – Bursa omentalis, Pankreas und Milzgefäße
- Medialer Rand – Aorta abdominalis

Gefäßversorgung der Nebennieren

- A. suprarenalis sup. aus A. phrenica inf.
- A. suprarenalis med. aus Aorta abdominalis
- A. suprarenalis inf. aus A. renalis

venöse Gefäßableitung rechts: V. suprarenalis mündet direkt in V. cava inf.
venöse Gefäßableitung links: V. suprarenalis mündet in V. renalis

Histologie

Nebennieren-Rinde

Die **äußerste Schicht** der Nebennierenrinde (NNR) stellt die nur fokal ausgebildete **Zona glomerulosa** dar. Die in rundlichen eiförmigen Gruppen angeordneten Zellen weisen eine hohe Kern/Plasma-Relation auf und sind die einzige Aldosteronquelle.

Die **mittlere Schicht**, die den Großteil der Zellmasse der Nebenniere ausmacht, ist die **Zona fasciculata** oder Bündelzone. Die in Trabekeln angeordneten wasserhellen Zellen produzieren Cortisol, Testosteron und Östrogene.

Die **innerste Schicht** wird **Zona reticularis** genannt und ist aus kompakt angeordneten Zellen mit eosinophilem Zytoplasma aufgebaut, auch sie produzieren Cortisol, Testosteron und Östrogene.

Nebennieren-Mark

Die Zellen des Nebennierenmarks (NNM) heben sich in mehreren Aspekten von den Zellen der NNR ab. Einerseits rein morphologisch durch ihre polygonale Zellform und ihr basophiles Zytoplasma, andererseits funktionell, da es sich um nicht-epitheliale Zellen neuralen Ursprungs mit intrazytoplasmatischen Neurosekretgranula handelt. Sie produzieren und sezernieren Katecholamine (vor allem Adrenalin). Die Zellen des NNM sind als Zellen des zweiten Neurons analog den Katecholamin-produzierenden Zellen der sympathischen Ganglien anzusehen.

Embryologie

Die Zellen der NNR sind mesodermalen Ursprungs und bilden sich in der etwa 6. Woche aus dem Zölomepithel am oberen Pol der Urnierenanlage aus. Die Zellen des Nebennierenmarks sind ektodermalen Ursprungs. Ab der 4. Woche lösen sich aus der Neuralleiste die Zellen, die die Anlage der sympathischen und parasympathischen Ganglien bilden. Aus diesen Anlagen wandern in der 7. Woche sog. Sympathikoblasten oder Chromaffinoblasten in die oben beschriebene embryonale NNR ein.

Die Nebennieren sind während der Fetalperiode aufgrund des Steroidbedarfs unverhältnismäßig groß und zeitweise größer als die fetalen Nieren. Beim Neugeborenen wiegt die NN noch ca. $^{1}/_{3}$ der Niere, beim Erwachsenen $^{1}/_{20}$. Histologisch sieht man als Ausdruck dieses erhöhten Steroidbedarfs den sog. fetalen Cortex der NNR, der zwischen Mark und dem nur rudimentär ausgebildeten, außen liegenden definitiven Cortex lokalisiert ist.

Fehlbildungen und ektopes Nebennierengewebe

Die Nebennieren nehmen unabhängig von den Nieren ihren Platz ein und sind auch bei verlagerten oder fehlgebildeten Nieren im oberen Retroperitonealraum lokalisiert.

Ektopes Nebennierengewebe wird am häufigsten bei Kindern im Samenstrang beobachtet, kann aber auch im Ovar und Lig. latum uteri, in der Milz, im Retroperitoneum unterhalb der Nieren, entlang der Aorta, im Becken und im Bereich des Plexus coeliacus gefunden werden. Die näher an der orthotopen Lage befindlichen ektopen NN weisen häufig NNR und NNM auf, ansonsten findet man ektop ausschließlich Gewebsanteile der NNR.

Pathologie

Pathologische Prozesse der Nebennieren können in Veränderungen, die mit einer Überfunktion des Organs verbunden sind und solche, die mit einer Unterfunktion der Nebenniere assoziiert sind, unterteilt werden. Diese Unterscheidung muss getrennt für die NNR und das NNM getroffen werden:

Morphologische Veränderungen mit

a) Überfunktion der NNR:	Hyperplasie Adenom Karzinom
b) Unterfunktion der NNR:	Destruktion durch Autoimmunerkrankung Tuberkulose oder andere Infektionen Metastasen vaskulär
c) Überfunktion des NNM:	Phäochromozytom
d) Unterfunktion des NNM:	Waterhouse-Friderichsen-Syndrom (Meningokokken-Sepsis)

b)–d) wird im Abschnitt „Klinik" behandelt.

Hyperplasie der Nebennierenrinde

Die NNR Hyperplasie stellt eine reaktive, diffuse oder knotige Verbreiterung der NNR dar. Sie hat ihre Ursache entweder in einer abnormen ACTH-Stimulation oder tritt im Rahmen einer Atherosklerose auf.

Der im Rahmen von klinischen Obduktionen am häufigsten beobachtete pathologische Befund an der Nebenniere ist eine klinisch stumme, knotige Hyperplasie der NNR, die im Zusammenhang mit ausgeprägter Atherosklerose bzw. Hypertonie beobachtet wird. Sie geht von den die Zentralvene umgebenden Zellen der NNR aus. Diese Zellen werden durch die Aa. comitantes versorgt, welche begleitende Arterien der Zentralvene und weniger anfällig gegenüber Atherosklerose sind. Diese Form der Hyperplasie ist also eine Art kompensatorische Hyperplasie. Die Knoten werden durch hochauflösende bildgebende Verfahren wie CT und MRT zunehmend auch klinisch als sog. Inzidentalome (zufällig gefundene Raumforderungen) entdeckt. Morphologisch zeigt sich die hyperplastische NNR mit freiem Auge im Anfangsstadium diffus, später knotig verbreitert und von sattgelber Farbe. Die Knoten sind in der Regel kleiner als 1 cm, können jedoch Größen von bis zu 3 cm aufweisen.

Unter dem Mikroskop findet man die lipidreichen Zellen der Zona fasciculata als die für die Hyperplasie verantwortlichen Zellen. Sie sind im Vergleich zur normalen NNR vergrößert und vermehrt. Ihre trabekuläre Lagerung wie in der Zona fasciculata ist jedoch erhalten. Ihr Lipidreichtum ist für die makroskopisch beschriebene, sattgelbe Farbe verantwortlich.

Adenom der Nebennierenrinde

Bei einem Adenom handelt es sich um eine gutartige Neoplasie der NNR, die in jedem Alter auftreten kann und meist mit endokriner Aktivität einhergeht.

Morphologisch zeigt sich im Gegensatz zur Hyperplasie ein solitärer Knoten mit einem Durchmesser von bis zu 7 cm, scharfer Begrenzung und zarter bindegewebiger Kapsel. Auf Schnittflächen zeigen auch die Adenome eine sattgelbe Farbe, da auch sie in der Regel aus den lipidreichen Zellen der Zona fasciculata aufgebaut sind. Eine rein histomorphologische Unterscheidung zur knotigen Hyperplasie ist oft nicht möglich.

Karzinom der Nebennierenrinde

Die bösartigen Neoplasien der NNR können in jedem Alter auftreten und sind selten (jährliche Inzidenz 0,5–2/1 Million). Sie weisen meist einen DM von mehr als 5 cm auf und sind häufig mit endokriner Aktivität assoziiert.

Morphologisch zeigen sie auf der Schnittfläche eine mehr bräunliche Farbe, da die lipidhaltigen Zellen weitgehend fehlen und vorwiegend Zellen mit eosinophilem Zytoplasma zu finden sind. Diese Zellen zeigen eine zugunsten des Kerns verschobene Kern/Plasma-Relation und erhebliche Kernpolymorphie sowie Mitosen. Makroskopisch wie mikroskopisch finden sich Nekrosen und Blutungen. Die histomorphologische Diagnose eines Nebennierenkarzinoms wird anhand mehrerer für sich alleine nicht spezifischer Veränderungen (z. B. kompakte eosinophile Tumorzellen, diffuses Wachstum, Mitosen, Nekrosen, Gefäßeinbrüche, ...) gestellt.
Die Prognose der NNR-Karzinome ist schlecht, die 5 Jahres-Überlebensrate beträgt weniger als 50%.

Korrelation Morphologie/endokrine Aktivität

Das Cushing-Syndrom kann mit NNR-Hyperplasie, Adenom und Karzinom assoziiert sein. Einem in der Kindheit auftretenden Cushing-Syndrom liegt meist ein NNR-Karzinom zugrunde.
Ursache eines Conn-Syndroms ist in ca. 30 % ein Adenom.

Virilisierende oder feminisierende Adenome sind sehr selten und immer potenziell maligne (bis 70 % der virilisierenden, Androgene produzierenden, wahrscheinlich über 70 % der feminisierenden, Östrogene produzierenden).
Endokrin aktive Mischtumore findet man häufig bei NNR-Karzinomen.
Eine fehlende hormonelle Aktivität lässt keinen Rückschluss auf die Dignität eines Nebennierentumors zu.

Biochemie der Hormone

Einleitung und allgemeine Überlegungen

Hormone steuern biologische Prozesse. Die Mechanismen der Regulation sind an das Zeitintervall, innerhalb dessen die Regulation erfolgen muss (d. h. die Geschwindigkeit), adaptiert.

Schnelle Regulationsmechanismen sind zum Beispiel erforderlich bei:

- Koordination des Stoffwechsels in den verschiedenen Geweben
- Anpassung an die Ernährungssituation
- Anpassung an Erfordernisse der Umwelt

Langsame Regulation erfolgt zum Beispiel bei:

- Steuerung von Gewebsproliferation und Differenzierung
- Wachstum des Körpers
- Ausreifung der Geschlechtsorgane

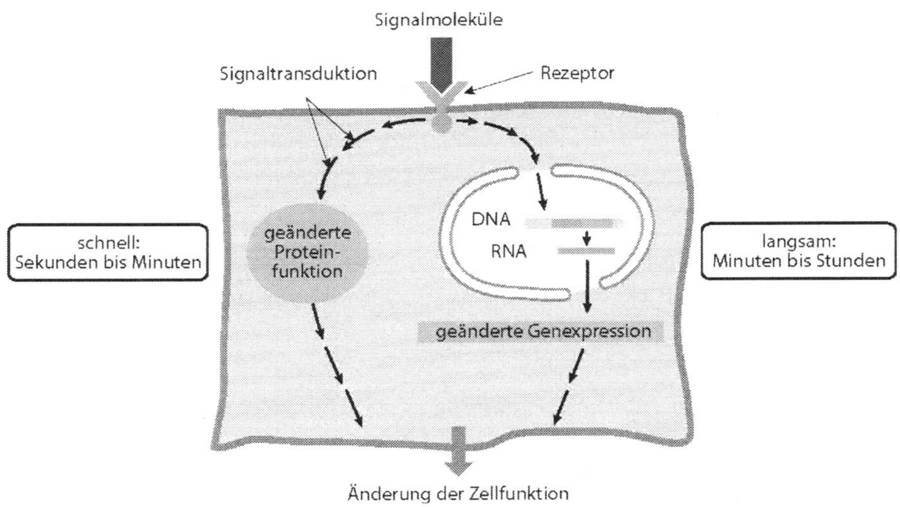

Abb. 2
nach: Alberts, Bray, Johnson, Lewis, Raff, Roberts, Walter (1998): Essential Cell Biology

Das Signal ist die Konzentrationsänderung des Hormons. Die Reaktion auf extrazelluläre Signale kann schnell oder langsam sein. Signalmoleküle binden an Rezeptoren der Zelloberfläche oder an intrazelluläre Rezeptoren. Hormone beeinflussen die Zellfunktionen durch die spezifische Bindung an Rezeptoren (Abb. 2 und 3).

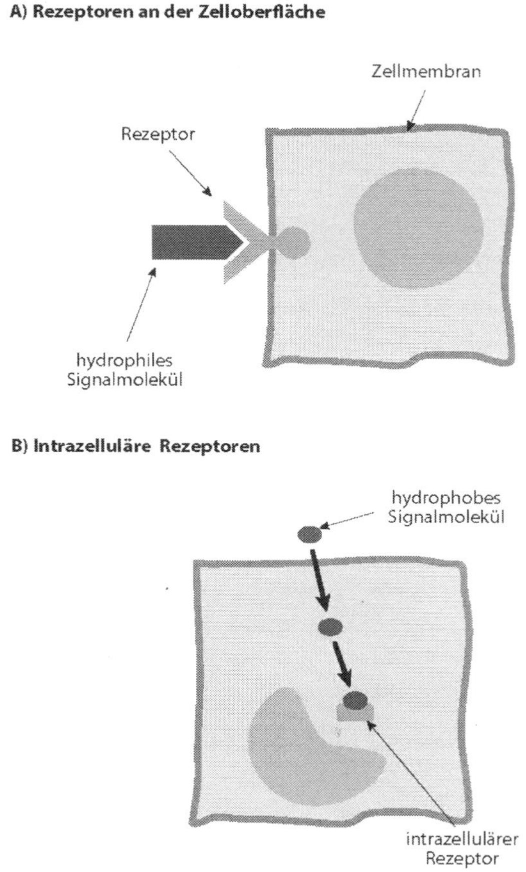

Abb. 3
nach: Alberts, Bray, Johnson, Lewis, Raff, Roberts, Walter (1998): Essential Cell Biology

Die Bindung an einen Rezeptor ist prinzipiell reversibel und gehorcht dem Massenwirkungsgesetz. Die bei der Bindung des Hormons an einen Rezeptor umgesetzte Energie (freie Enthalpie ΔG) kann aus dem Massenwirkungsgesetz und der Dissoziationskonstante (K_d) des Hormon-Rezeptor-Komplexes (HR) berechnet werden.

$$H_f + R_f \leftrightarrow HR \rightarrow K_d = [H]_f * [R]_f / [HR]$$

$$[H]_b = B_{max} * [H]_f / (K_d + [H]_f)$$

Die Subskripte f und b beziehen sich auf die freie bzw. ungebundene und die gebundene Form von Hormon und Rezeptor, B_{max} bezeichnet die maximale Bindungskapazität.

$$\Delta G = \Delta G_0 + RT \log ([H]_b / ([H]_f * [R]_f) = 0 \text{ im Equilibrium}$$

$$\Delta G_0 = -RT \log (1 / K_d)$$

Unterschiede in der Rezeptor-Hormon-Affinität (K_d-Werte von Agonist-Rezeptor-Komplexen variieren zumindest zwischen 10^{-8}–10^{-11} mmol/l) resultieren in unterschiedlichen Dissoziationsraten: Die Geschwindigkeit, mit der der Hormon-Rezeptor-Komplex zerfällt, kann um den Faktor 1000 unterschiedlich sein: die Halbwertszeit der Hormondissoziation vom Rezeptor kann daher Minuten bis Tage betragen.

In Tabelle 1 sind aus den Dissoziationskonstanten die entsprechenden ΔG_0-Werte berechnet und den bei bekannten biochemischen Reaktionen gemessenen Werten gegenübergestellt.

Tab. 1

K_d	ΔG° (kJ / Mol)	Reaktion	ΔG° (kJ / Mol)
10^{-6}	- 35,61	ATP → ADP + Pi	- 32,22
10^{-7}	- 41,55	ATP → AMP + PPi	- 41,41
10^{-8}	- 47,48	ADP → AMP + Pi	- 26,78
10^{-9}	- 53,42		
10^{-10}	- 59,36	PEP → Pyruvat + Pi	- 57,74
10^{-11}	- 65,29		

$\Delta G_0 = - R * T * 2{,}303 * \log (1 / K_d)$, Gaskonstante R = 8,314 J / °K / Mol, absolute Temperatur T in °K

Die experimentell gemessenen Werte für die K_d von Hormon-Rezeptor-Komplexen variieren zwischen 10^{-8}–10^{-11} mol/l, d. h. die Bindung eines Hormons an seinen Rezeptor ist ein stark exergoner Prozess, dessen freie Enthalpie (d. h. Energieumsatz) etwa der Spaltung von 1–2 ATP entspricht. Die Bindung des Hormons an seinen Rezeptor ist zwar prinzipiell reversibel, jedoch dauert die Abdissoziation des Hormons zu lange. Daher muss, um die Hormonwirkung beenden zu können, ein aktiver Prozess eingeschaltet werden (s. u.).

Hormonbesetzte Rezeptoren werden aktiv desensibilisiert

Für schnelle Regulation wird der Hormoneffekt durch aktive Mechanismen (z. B. Internalisierung, Phosphorylierung) beendet. Internalisierung erfolgt über den Endozytose-Weg, dabei spielen noch andere Mechanismen (Proteolyse, Phosphorylierung) eine ebenfalls wichtige Rolle.

Biosynthese der Katecholamine

Die Bezeichnung Katecholamine leitet sich vom Katechol ab. Der Ausgangspunkt der Katecholaminbiosynthese ist die Aminosäure Tyrosin (Abb. 4). Tyrosin entsteht durch Hydroxylierung der essentiellen Aminosäure Phenylalanin.

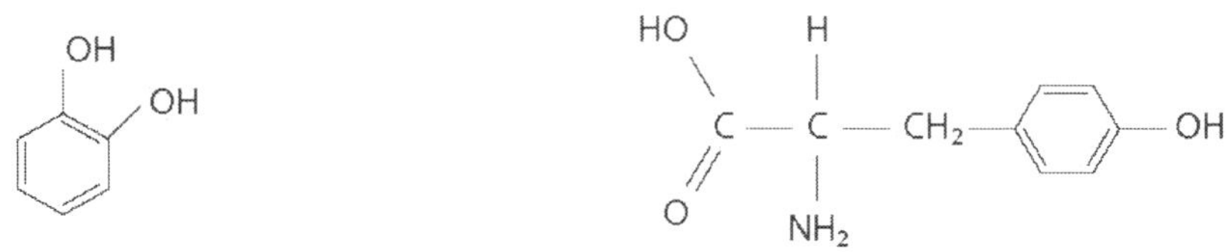

Catechol Tyrosin

Abb. 4

Durch Hydroxylierungsschritte entstehen nacheinander aus Tyrosin Dopa bzw. Dopamin, Noradrenalin sowie Adrenalin (Abb. 5). Die Biosynthese erfolgt im Nebennierenmark.

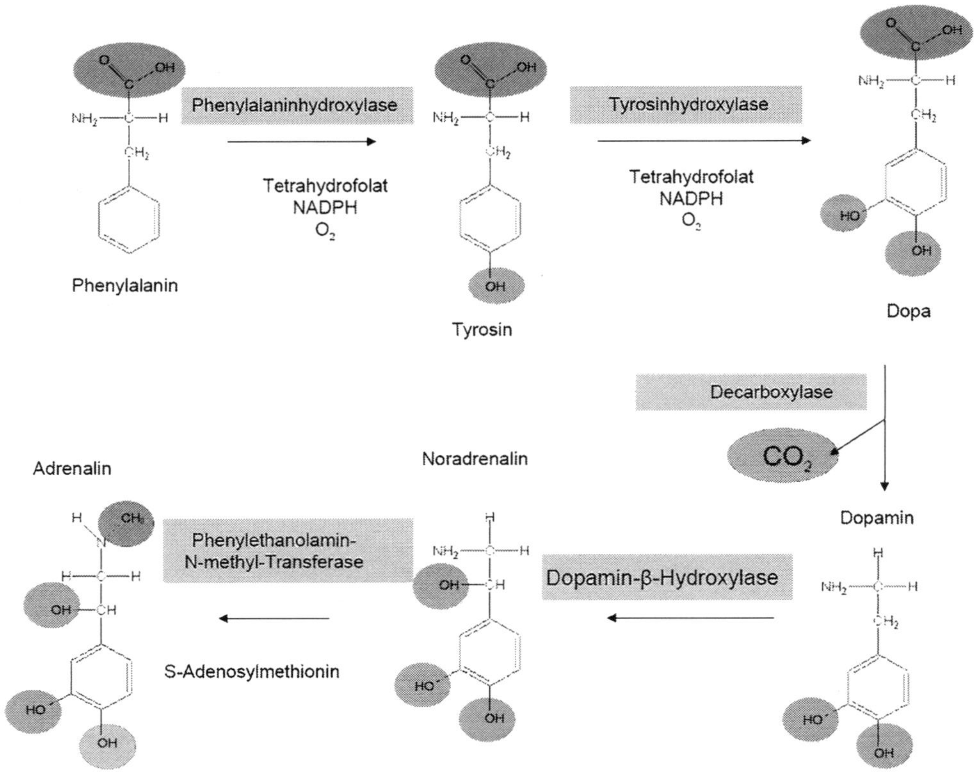

Abb. 5

Abbau der Katecholamine

Vier enzymatische Schritte (Abb. 6):

- O-Methylierung der aromatischen Hydroxylgruppe Catechol-O-Methyltransferase (COMT)
- Oxidative Desaminierung durch Monoaminooxidase (MAO)
- Oxidation zu Vanillinmandelsäure (Aldehydoxidase)
- Sulfatierung

In den Nerven erfolgt zuerst die Desaminierung zu Mandelsäurealdehyd und dann Methylierung.

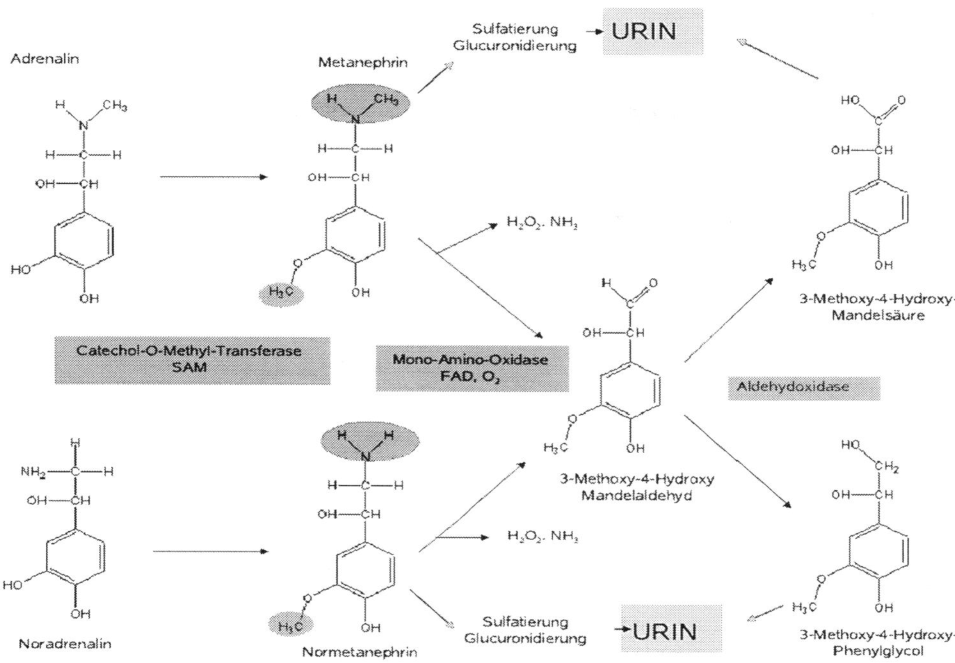

Abb. 6

Katecholaminrezeptoren

Sie gehören zur Familie der 7-Transmembran-Rezeptoren. Derzeit sind etwa 800 Gene bekannt, die in 3 Subgruppen A, B, C eingeteilt werden:

- A enthält Geruchsrezeptoren (größte Gruppe) und etwa 200 andere, darunter Rhodopsin- und Adrenalinrezeptor
- B umfasst etwa 25 Rezeptoren (Sekretin, Glucagon, Vasoaktives Intestinales Peptid, Growth Hormone Releasing Hormone (GHRH), Corticotropin Releasing Hormone, Calcitonin, Parathormon usw.)
- C die kleinste Gruppe umfasst z. B. metabotropen Glutamatrezeptor, GABAB-Rezeptor, Calcium-sensing receptor usw.

Aktivierung der Katecholamin-Rezeptoren bewirkt Bildung intrazellulärer second messenger. Zunächst erfolgt die Aktivierung heterotrimerer G-Proteine. Dies führt je nach Rezeptorsubtyp (Tab. 2) zu:

1. Aktivierung der Adenylatcyclase mit daraus resultierendem Anstieg von cAMP
2. Hemmung der Adenylcyclase, mit Abfall von cAMP
3. Aktivierung der Phospholipase C mit Anstieg der sekundären Botenstoffe, Inositoltrisphosphat und Diacylglyzerol; Inositoltrisphosphat führt zur Freisetzung von Ca^{++} ins Zytoplasma

4. Aktivierung von Ca^{++}-Kanälen führt zu Anstieg des intrazellulären Ca^{++} (über Kalzium-Calmodulin): ein durch cAMP gesteuerter Regulationsmechanismus im Herzen

Der Subtyp des jeweiligen Rezeptors determiniert den biologisch-physiologischen Effekt.

Aktivierung heterotrimerer G-Proteine

G-Proteine existieren in zwei unterschiedlichen Zuständen

- Aktiv → GTP-gebunden
- Inaktiv → GDP-gebunden

Intrinsische GTPase-Aktivität führt zur Spaltung von GTP zu GDP + Pi. Dadurch wird das Signal automatisch beendet, d. h. es handelt sich um eine Art Zeitschalter.

Tab. 2. Catecholamin-Rezeptorsubtypen

Catecholamin-Rezeptorsubtypen			
α1	G → Phospholipase C ↑	IP3 ↑, Ca++ ↑	Glykogenolyse ↑
α2	Gi → Adenylcyclase ↓	cAMP ↓	Lipolyse ↓ Insulinsekretion ↓
β1	Gs → Adenylcyclase ↑	cAMP ↑	Glykogenolyse ↑ (L) Gluconeogenese ↑ (L) Insulinsekretion ↑
β2	Gs → Adenylcyclase ↑	cAMP ↑	Lipolyse (F) ↑
β3	Gs → Adenylcyclase ↑	cAMP ↑	Lipolyse (F) ↑ Thermogenese (F) ↑

Aktiviertes G_α stimuliert (αs) bzw. inhibiert (αi) die membranständige Adenyl-Cyclase. Im Fall der Stimulation erfolgt ein Anstieg von cAMP. cAMP aktiviert Proteinkinase A (PKA). Proteinkinase A ist eine Serinkinase und ist ein tetrameres Enzym (R2C2).

- 2 regulatorische Untereinheiten (R)
- 2 katalytische Untereinheiten (C)

Bindung von cAMP an R-Untereinheit setzt aktivierte C-Untereinheit frei. cAMP steuert Gentranskription über responsive elements. cAMP-responsive (CRE) elements sind DNA-Sequenzen.

Sie haben die Struktur 5'-TGACGTTCA-3'. Diese Sequenz wird durch cyclic AMP-responsive element binding protein (CREB) erkannt. CREB ist dimer, wird durch PKA phosphoryliert und aktiviert Gene (z. B. Phosphoenolpyruvat-Carboxy-Kinase).

Rezeptor-Desensibilisierung
Desensibilisierung, d. h. Dämpfung der Response trotz kontinuierlicher Stimulation durch Agonisten.

- Phosphorylierung des Rezeptors (Second-messenger-Kinasen wie PKA, PKC) bewirkt im Fall des β_2-Rezeptors einen Switch von Gs auf Gi
- G-Protein-regulierte Kinasen (GRK) phosphorylieren den aktivierten Rezeptor → bindet Arrestin → Interaktion zwischen Rezeptor und G-Proteinen ist gehemmt → Internalisierung
- Internalisierung in Endosomen
  1. Degradierung
  2. Reaktivierung durch Phosphatasen und Rückkehr in die Membran

Steroidhormone

Stereochemie
Cyclo-pentano-perhydrophenantren ist der Grundkörper aller Steroidhormone. Wegen der 3-dimensionalen Anordnung der Valenzwinkel des C-Atoms stellen die in Büchern dargestellten 2-dimensionalen-Projektionsformeln die räumliche Struktur nicht dar. Dies hat vor allem Auswirkungen bei zyklischen Kohlenwasserstoffen.
Cis- und trans-Verknüpfung von Ring A und B haben deutlichen Effekt auf die 3D-Struktur des Moleküls und damit auch auf die biologische Wirkung (Abb. 7).

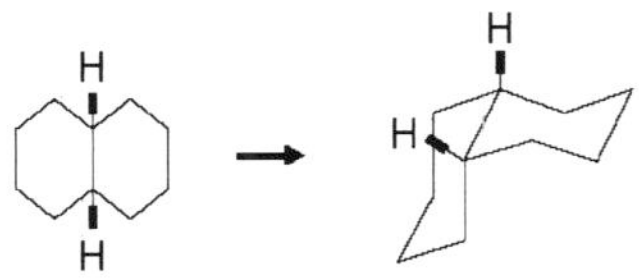

cis-Stellung

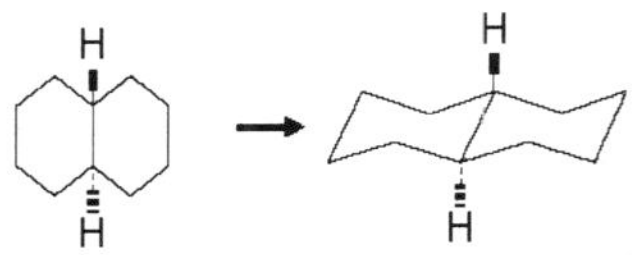

trans-Stellung

Abb. 7. Stereochemie der Ringfusion

Doppelbindungen bewirken deutliche Veränderungen der 3D-Konformation, bei aromatischen Ringen wie z. B. bei den Östrogenen hat dies auch Auswirkungen auf den benachbarten Ring.

Die Raumstruktur ist determiniert durch:

- Tetraederkonformation der C-Bindungen (sp3-Hybridisierung → Valenzwinkel ca. 109,5°)
- Bei Doppelbindungen Valenzwinkel von 120°, Bindungen liegen in einer Ebene (sp2-Hybridisierung)
- In aromatischen Ringen liegen alle C-Atome und ihre Substituenten in einer Ebene.
- An nicht-aromatischen Ringen können Substituenten entweder in α- oder in β-Stellung vorliegen (Bindungsdarstellung).

Wirkung als Hormon ist durch Raumstruktur determiniert.

Biosynthese der NNR-Steroide

Cortisolbiosynthese

Steroidhormonbiosynthese geht von Cholesterin (Cholesterol) aus. Cholesterin wird entweder de novo aus Acetyl-CoA (über Hydroxy-Methyl-Glutaryl-CoA) synthetisiert oder über den LDL-Rezeptor pathway aus dem Plasma aufgenommen. Cholesterin wird in den Zellen als Ester zwischengespeichert. ACTH-Stimulus bewirkt gesteigerte Freisetzung von Cholesterin durch spezifische Esterase.

Umwandlung in Pregnenolon erfolgt in den Mitochondrien, Pregnenolon wird dann im endoplasmatischen Retikulum in Progesteron konvertiert (Abb. 8 und 9).

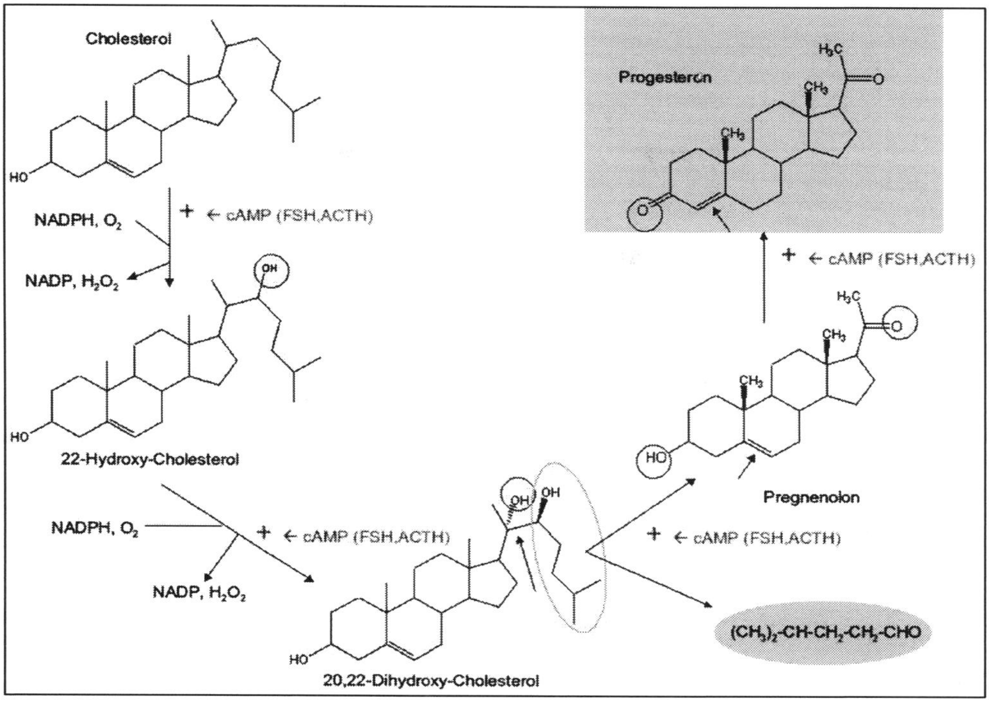

Abb. 8

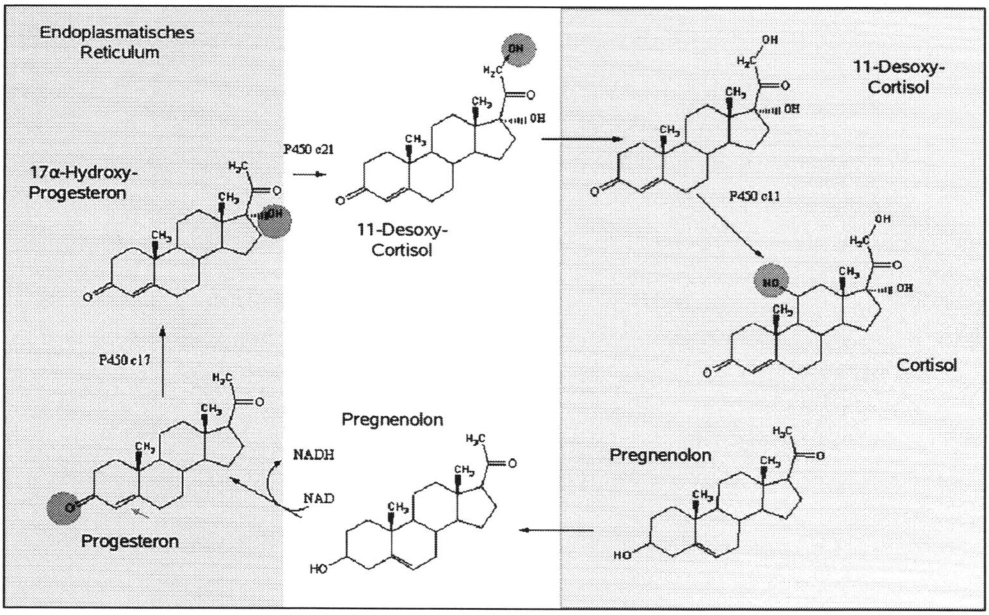

Abb. 9. Biosynthese von Cortisol in den Mitochondrien und im endoplasmatischen Retikulum

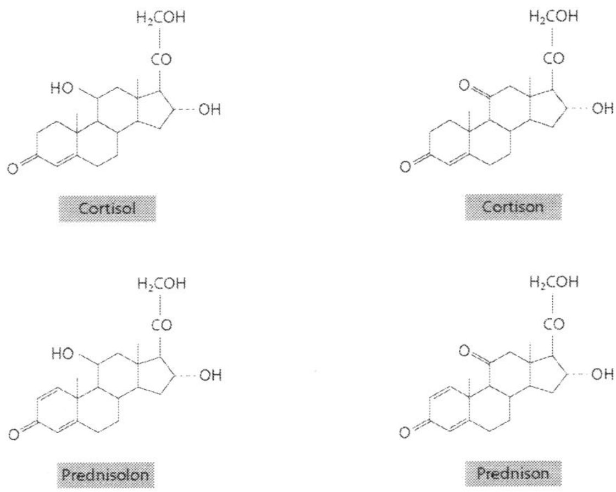

Abb. 10. Natürliche und synthetische Glucocorticoide

Steroidhormon-Rezeptoren

NNR-Steroidhormone binden an einen intrazellulären (zytosolischen) Rezeptor. Das Protein enthält das sog. Zinkfingermotiv, ein Hinweis auf Bindung an DNA. Das freie Rezeptorprotein ist im Zytosol an „heat shock"-Proteine gebunden (Hsp 90, Hsp 70). Nach Bindung des Hormons wird der Hormonrezeptorkomplex aus der Bindung an Hsp 90, Hsp 70 freigesetzt und wandert in den Zellkern (als Dimeres) und bindet an die Promoteregionen von Genen (Hormone Responsive Elements = HRE). Sie wirken daher als hormonregulierbare Transkriptionsfaktoren auf die Expression spezifischer Gene.

Zwei Gruppen von Rezeptoren: I und II

- **Gruppe I:** sind Monomere oder Homodimere, bilden Komplex mit Hsp 90 und translozieren erst nach Bindung des Hormons in den Kern, wo sie an die DNA binden (dann Transaktivierung). Beispiele sind Östrogene, Glucocorticoide, Androgene, Progesteron, Mineralocorticoide.
- **Gruppe II:** bilden Heterodimere, komplexieren nicht mit Hsp 90 und binden in Abwesenheit von Hormon an die DNA, wobei sie reprimieren. Die Hemmung wird nach Bindung des Liganden/Hormons in Transaktivierung umgekehrt. Beispiele sind Trijodthyronin (T3), Retinolsäure, Retinoid X, Vitamin D3, PPAR.

Die Domänenstrukturen der Steroidhormon-Rezeptoren

a) C-terminale Hormonbindungsdomäne, auch wichtig für Dimerisierung
b) N-terminal die Transaktivierungsdomäne, die die Aktivierung der Transkription vermittelt
c) DNA-Bindungsdomäne

Zinkfingermotiv

Fingerstruktur entsteht dadurch, dass Cysteinyl- oder Histidylreste so positioniert sind, dass sie ein Zn-Atom komplexieren können. Durch die Komplexierung entsteht im Protein eine fingerartige Struktur, die α-helikale oder β-Faltblattstruktur ausbildet. Dadurch ist das Bindungsprotein in der Lage, mit der DNA-Bindungsdomäne zu interagieren.

Bindung des Hormonrezeptorkomplexes erfolgt an bestimmte palindromische DNA-Elemente (HRE).

Wirkungen von Glucocorticoiden auf den Stoffwechsel

Glucocorticoide beeinflussen den Stoffwechsel durch die Änderung (Stimulation) der Expression von Genen, die für Enzyme codieren (Tab. 3). Dadurch wirken sie v. a. verstärkend auf die Wirkung von Adrenalin und Glucagon, bzw. ermöglichen diese erst (permissiver Effekt).

Tab. 3

Pathway	Enzym	Aktivator	Induktor	Hemmer	Repressor
Glykolyse	Glucokinase		Insulin	N-Acetyl-Glucosamin	
	Phosphofrukto-kinase	Fruc-2,6-bisphosphat	Insulin	ATP, Citrat, Fettsäuren, NADH	
	Pyruvatkinase	Fruc-1,6-bisphosphat	Insulin	ATP, Citrat, Fettsäuren, NADH, Succinyl-CoA	
Gluconeo-genese	Pyruvat-Carboxylase	Acetyl-CoA, Adrenalin, Glucagon	Glucocorti-coide	ADP	Insulin
	Phosphoenol-pyruvat-Carboxykinase		Glucocorti-coide		Insulin
	Fructose-1,6-bisphosphatase	Adrenalin, Glucagon, 3-Phospho-glycerat, ATP, Citrat	Glucocorti-coide	Fructose-1,6-bisphosphat, AMP	Insulin

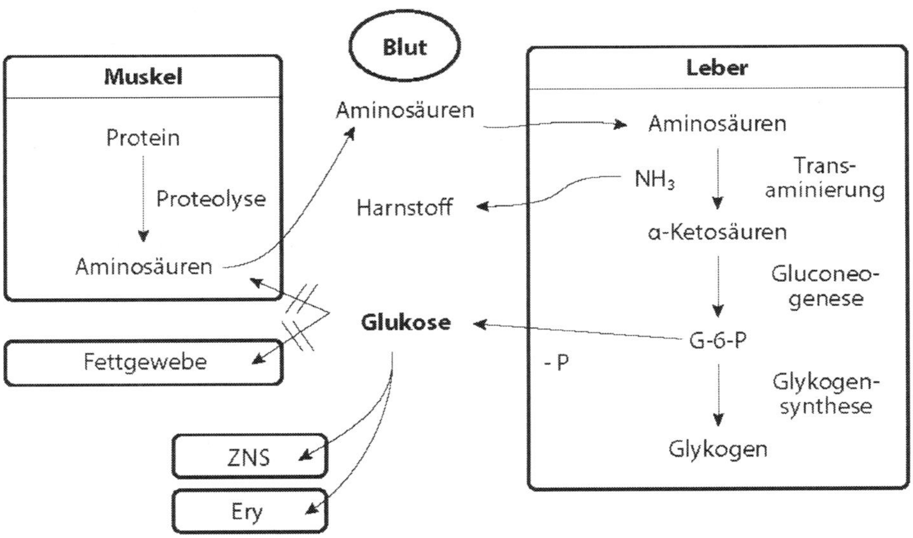

Abb. 11. Wirkung auf den Kohlenhydrat-Stoffwechsel

Wirkungen auf den Kohlenhydratstoffwechsel

Der Effekt auf den Stoffwechsel ist dadurch gekennzeichnet, dass in der Leber die Gluconeogenese stimuliert wird und im peripheren Gewebe (Muskel, Fett) die Glucoseaufnahme blockiert wird. Durch die stimulierte Gluconeogenese werden vermehrt Aminosäuren (aus Proteinabbau v. a. im Muskel stammend) für die Synthese von Glucose verbraucht (→ Proteinkatabolismus) mit resultierender negativer Stickstoffbilanz (Abb. 11). Gleichzeitig kommt es auch zu vermehrter Bildung von Ketonkörpern (3-Hydroxy-Buttersäure, Acetessigsäure, Aceton (Abb. 12)), da nicht nur der Citrat-zyklus durch den Entzug von v. a. Oxalacetat in seiner Kapazität reduziert ist, sondern es auch gleichzeitig zu vermehrter Lipolyse kommt. Bezüglich anderer Wirkungen (Entzündungshemmung usw., siehe Abschnitt Physiologie und Pharmakologie).

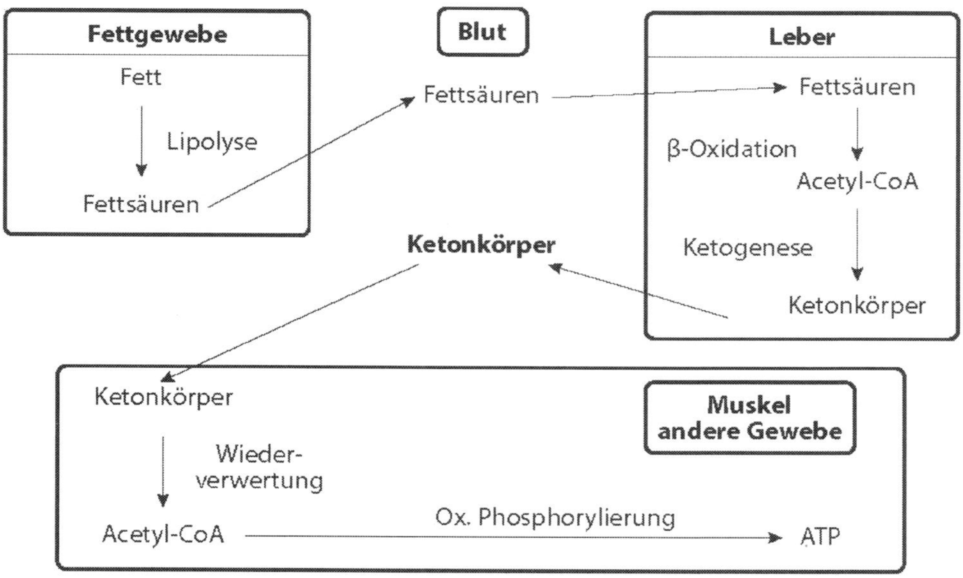

Abb. 12. Wirkungen auf Fettstoffwechsel

Abbau der Glucocorticoide

Abbau der Glucocorticoide besteht v. a. in der Umwandlung am Ring A zum inaktiven Urocortisol (Ring A und B cis-verknüpft); durch die letztendliche Koppelung an Schwefelsäure und Glucuronsäure werden die 17-Ketosteroide wasserlöslich und dann im Harn ausgeschieden (Abb. 13).

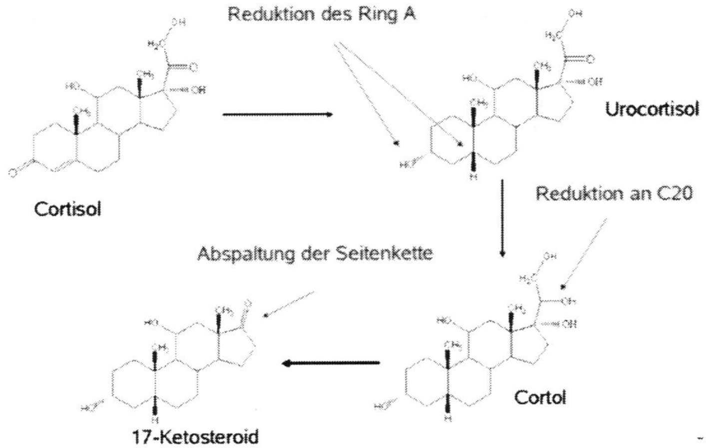

Abb. 13. Abbau von Cortisol

Mineralocorticoide

Biosynthese der Mineralocorticoide

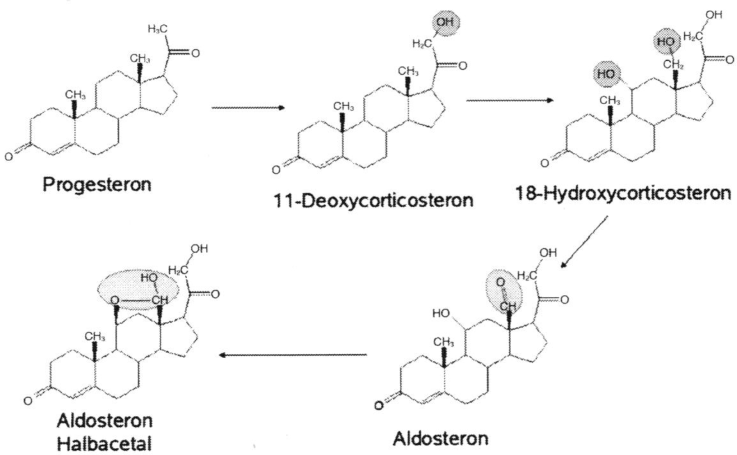

Abb. 14

Der Wirkungsmechanismus ähnelt dem der anderen Steroide. Besonders hohe Rezeptordichte in:

- Corticale Abschnitte der Sammelrohre der Nieren
- Colon
- Schweißdrüsen

Mineralocorticoide induzieren im Tubulusepithel einen Na^+-Kanal in der apikalen Membran, Na/K-ATPase, Enzyme des Citratzyklus (zu vermehrter Bereitstellung von Energie). Dadurch kommt es zu vermehrten Einstrom von Na^+ aus dem Lumen, das mittels ATPase auf der basolaterale Seite aktiv aus der Zelle gepumpt wird, daher Nettoresorption von Na^+-Ionen (Abb. 16). Aus Gründen der Elektroneutralität müssen aber K^+- oder H^+-Ionen in die Tubulusflüssigkeit abgegeben werden.

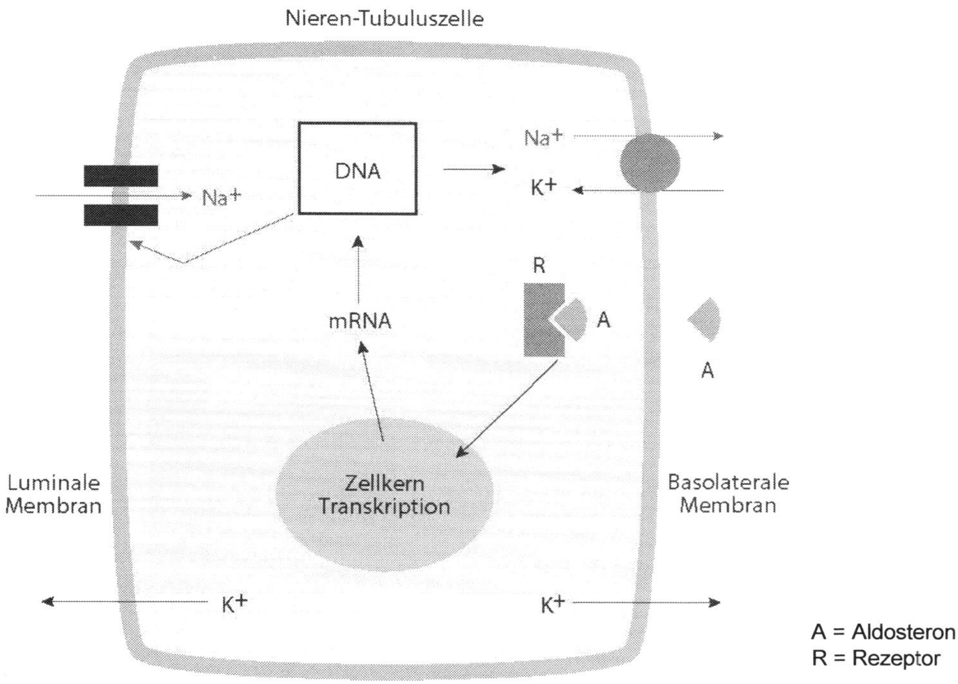

Abb. 15. Wirkung der Mineralocorticoide

Physiologie

Cortisol

Im Plasma ist Cortisol zu 90 % proteingebunden, und zwar hauptsächlich an das Cortisol-bindende Protein. Die Wirkungen von Cortisol im menschlichen Organismus sind überaus vielfältig. Dabei treten bestimmte Wirkungen bei den üblichen physiologischen und daher niedrigen Cortisolkonzentrationen auf, andere hingegen nur bei höheren Konzentrationen, wie sie bei Stress oder unter pharmakologischen Bedingungen erreicht werden. Einen orientierenden Überblick über diese unterschied-lichen Cortisolwirkungen gibt Tab. 4.

Tab. 4

Überblick über wesentliche Wirkungen von Cortisol

Stoffwechselwirkungen

- Stimulation der Gluconeogenese
- Stimulation der enteralen Glucoseresorption
- Verminderung des Glucoseverbrauchs peripherer Zellen
- Resultat dieser Wirkungen: Erhöhung der Blutzuckerkonzentration
- Lipolyse
- Proteinkatabolismus
- Verminderung der Proteinsynthese

Kardiovaskuläre Wirkungen

- Erhöhung des arteriellen Tonus durch Beeinflussung der Reaktivität der Arteriolen auf Katecholamine und Angiotensin II
- Aufrechterhaltung der Auswurfleistung des Herzens
- Verminderung der Endothelpermeabilität wahrscheinlich im Zusammenhang mit einer Verminderung der Synthese von bestimmten Prostaglandinen

Wirkungen im Zentralnervensystem

- Erhöhung der Wahrnehmung für sensorische Reize
- Beeinflussung von Emotionalität und Vigilanz

Immunsystem und Entzündungsreaktion

- Ausschwemmung und Stimulation der Bildung von neutrophilen Granulozyten, Hemmung der Bildung von Eosinophilen, Basophilen, Monozyten und T-Lymphozyten
- Hemmung der Bildung und Sekretion von Entzündungsmediatoren wie Prostaglandinen, Interleukinen, Lymphokinen, Histamin und Serotonin
- Hemmung der Freisetzung lysosomaler Enzyme

Bindegewebe und Knochen

- Beeinträchtigung der Knochenbildung durch Hemmung der Osteoblasten, Stimulation der Knochenresorption durch Förderung der Osteoklastenfunktion und Verminderung der Typ 1-Kollagen-Synthase (fundamentale Komponente der Knochenmatrix)
- Verminderung der intestinalen Calciumresorption durch eine antagonistische Wirkung auf die Synthese und Wirkung von Vitamin D3
- Beeinträchtigung der Bildung von Bindegewebe durch Hemmung der Synthese von verschiedenen Kollagenen mit dem Resultat einer Abnahme der Hautdicke und einer Erhöhung der Kapillarfragibilität
- Hemmung von Zellteilung und Wachstum sowie der Kollagensynthese, Beeinträchtigung von Wachstums-Prozessen.

Muskel

- Aufrechterhaltung der Muskelfunktion möglicherweise durch Stimulation der Acetylcholinfreisetzung, Induktion der Na+-K+-ATPase oder von Betaadrenergen Rezeptoren.
- Verminderung der Muskelmasse

Fetale Entwicklung

- Förderung von fetalen Reifungsvorgängen in den letzten Stadien der Schwangerschaft, z. B. Entwicklung der Lunge und Bildung des Surfactants

Magen-Darm-Trakt

- Stimulation der Salzsäuresekretion, Hemmung der Schleimproduktion und von vasodilatierenden Prostaglandinen im Magen

Mineralocorticoide und renale Wirkungen

- Erhöhung der glomerulären Filtrationsrate und der Wasserclearance; Förderung der renalen Na+-Retention und K+-Elimination
- Hemmung der ADH-Ausschüttung

Zu den zentralnervösen Effekten von Cortisol ist festzuhalten, dass sich Cortisol-Rezeptoren an verschiedenen Stellen des Gehirns, besonders im Bereich des limbischen Systems und des Hippocampus befinden.

Die fetalen Wirkungen von Cortisol können als Vorgänge aufgefasst werden, die es dem Neugeborenen ermöglichen die Veränderungen einer Umwelt nach der Geburt zu bewältigen. Bei der Erhöhung der glomerulären Filtrationsrate spielt eine Kombination von verstärktem renalem Plasmafluss und einem verminderten präglomerulären Widerstand eine Rolle. Darüber hinaus hemmt Cortisol die Freisetzung von ADH aus dem Hypothalamus.

Die mineralocorticoide Wirkung von Cortisol ist allerdings deshalb nicht besonders stark ausgeprägt, weil in den Zielzellen eine rasche Umwandlung in das inaktive Cortison erfolgt (durch das Enzym 11β-Hydroxysteroid-Dehydrogenase, 11β-HSD Typ 2).

Die wahrscheinlich physiologisch bedeutendsten Wirkungen von Cortisol betreffen seine Funktionen bei der Blutdruckregulation, der Regulation des kardiovaskulären Systems sowie bei der Regulation des Gebrauchs der Makronährstoffe durch den Organismus. Aus physiologischer Sicht sind die Wirkungen von Cortisol auf den Glucosestoffwechsel von vordergründiger Bedeutung. Diese Wirkungen begründen auch die Bezeichnung Glucocorticoide. Die Aufrechterhaltung einer genügend hohen Blutzuckerkonzentration ist vor allem im Hinblick auf die Sicherung der Energieversorgung der glucoseabhängigen Zellen, besonders der Nervenzellen, von wesentlicher Bedeutung. Ein zu starkes Absinken der Blutzuckerkonzentration muss vor allem in der postresorptiven Phase verhindert werden. Dazu stehen die Mechanismen der Glykogenolyse und der Gluconeogenese zur Verfügung. Beide Prozesse finden in der Leber statt und werden wesentlich von Cortisol gesteuert. Cortisol bewirkt eine Reduktion der extrahepatischen Proteinspeicher, besonders von jenen in der Skelettmuskulatur, mit dem Effekt der Freisetzung von Aminosäuren in die Zirkulation. Diese Vorgänge sind die Folge sowohl eines Proteinkatabolismus als auch einer Verminderung der Proteinsynthese. Der letztgenannte Effekt hängt wahrscheinlich mit einer Abnahme des Aminosäurentransports in die Muskelzelle zusammen. Die somit in der Zirkulation vorhandenen Aminosäuren werden zur Leber transportiert und dort zur Gluconeogenese herangezogen. Die Erhöhung der Expression von Schlüsselenzymen wie der Phosphoenolpyruvat-Carboxy-Kinase, von Glucose-6-phosphatase und der Pyruvatcarboxylase, die alle bei der Gluconeogenese beteiligt sind, ist wahrscheinlich die bekannteste metabolische Wirkung von Cortisol.

Die beschriebenen Wirkungen von Cortisol auf den Glucosestoffwechsel dienen letztlich der Sicherung einer ausreichenden Energieversorgung des Organismus speziell auch in Situationen eines höheren Energiebedarfs, wie er bei Stressbedingungen auftritt. Aus diesem Blickwinkel ist auch die lipolytische Wirkung von Cortisol zu betrachten. Es handelt sich dabei jedoch weniger um eine direkte lipolytische Aktivität, sondern um eine Erhöhung der Wirkung anderer lipolytischer Hormone, wie Adrenalin und Somatotropin, durch Cortisol.

Zusammenfassend kann die physiologische Bedeutung von Cortisol dahingehend interpretiert werden, dass es den Organismus in die Lage versetzt, auf die jeweiligen Umweltanforderungen in adäquater Art und Weise reagieren zu können.

Aldosteron

Das Mineralocorticoid Aldosteron wird vorwiegend in der Zona glomerulosa der NNR gebildet, aber auch in Teilen des Gehirns, wie dem Cortex, dem Hippocampus und dem Kleinhirn, weiters im Herz, den Nieren und den Blutgefäßen. Die in diesen Strukturen produzierten Aldosteronmengen sind allerdings nur gering, weshalb vermutet wird, dass das nicht-adrenale Aldosteron nicht endokrin, sondern auto- oder parakrin wirkt. So vermittelt etwa das von den glatten Gefäßmuskelzellen produzierte Aldosteron die durch Angiotensin II stimulierte Zellproliferation. Im Hirn soll Aldosteron den Salzappetit steigern und möglicherweise die Bildung von Wachstumsfaktoren stimulieren. Im Herz fördert es die Bildung von Bindegewebe. Die physiologische Bedeutung dieser Effekte ist allerdings noch unklar.

Regulation der Sekretion

Die drei wesentlichsten Stimuli für die Freisetzung von Aldosteron sind:

- Hypovolämie
- Hyponatriämie
- niedriger Perfusionsdruck in der Niere

Diese Stimuli wirken nicht direkt, sondern über die juxtaglomerulären Zellen in der Niere. In diesem Bereich finden sich Sensoren für die Registrierung der Na^+-Konzentration und für den renalen Perfusionsdruck. Das Blutvolumen wird über das sympathische Nervensystem registriert und dieses stimuliert die juxtaglomerulären Zellen. Nach der Stimulation des juxtaglomerulären Apparates wird das Enzym Renin freigesetzt. Damit wird das sogenannte Renin-Angiotensin-Aldosteron-System aktiviert (Abb. 16 und 17). Für die durch K^+-induzierte Aldosteronfreisetzung aus der NNR soll ein intrazelluläres Renin-Angiotensin-System in den Glomerulosazellen der NNR verantwortlich sein.

Außer den beschriebenen Hauptmechanismen der Aldosteronsekretion existieren auch noch untergeordnete Stimulatoren. Dazu zählen ACTH, Melanotropin, Beta-Endorphin, ADH (Vasopressin), Katecholamine und Serotonin. Hemmend wirken Atriopeptin, Dopamin und Somatostatin.
ACTH hat an sich einen stark stimulierenden Effekt auf die Aldosteronsekretion. Die ACTH-Sekretion wird aber über das negative Feedback des Cortisol geregelt. Es gibt daher keinen klaren physiologischen Zusammenhang zwischen ACTH und Aldosteron. In den Zellen der Zona glomerulosa finden sich ACTH-Rezeptoren. In hohen Konzentrationen stimulieren ACTH und Angiotensin II die Aldosteronsekretion in einem ähnlichen Ausmaß. Bei chronischer ACTH-Einwirkung kommt es nach einer initialen Stimulation zu einer Unterdrückung der Aldosteronsekretion.

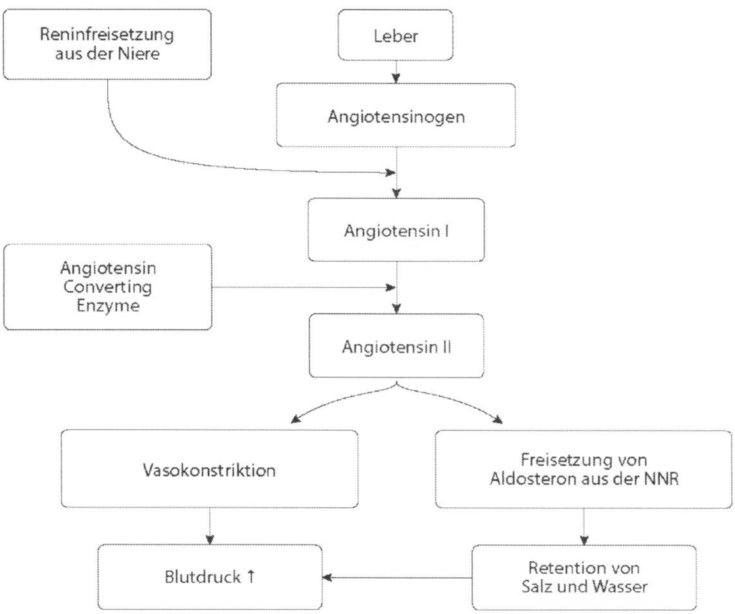

Abb. 16. Zusammenfassende Darstellung des Renin-Angiotensin-Aldosteron-Systems

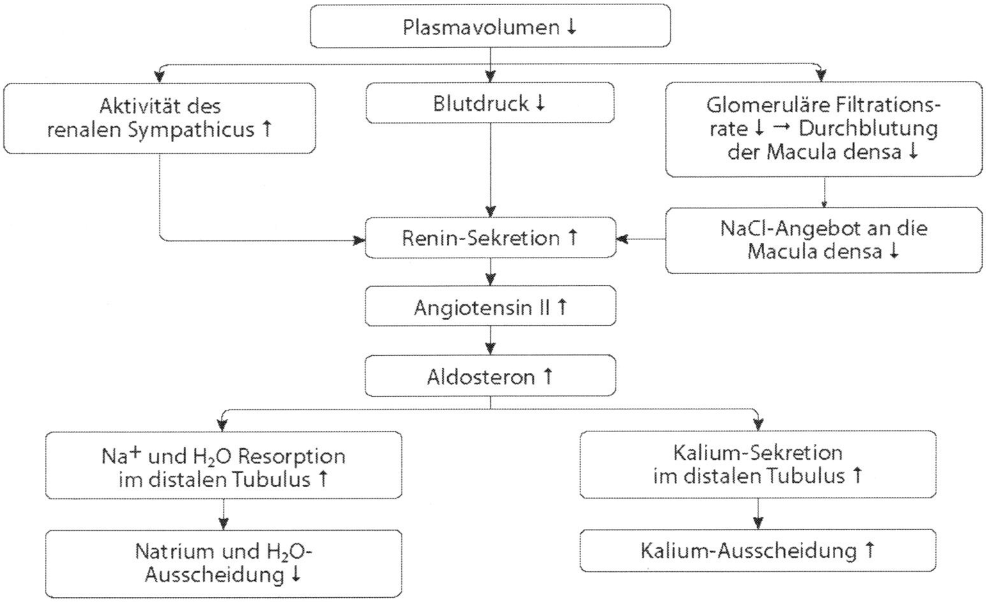

Abb. 17. Mechanismen der Renin-Freisetzung und die sich daraus ergebenden funktionellen Konsequenzen

Physiologische Wirkungen

Die physiologisch wichtigste Funktion von Aldosteron dürfte die Aufrechterhaltung des extrazellulären Flüssigkeitsvolumens über die Steuerung der renalen Na^+-Retention sein. Aldosteron gewährleistet die Anpassung der Na^+-Ausscheidung an die mit der Nahrung zugeführten Na^+-Mengen. Zur Erreichung dieses Zwecks steuert Aldosteron in komplexer Weise die Tätigkeit von Ionenpumpen, Kanälen und von Carriern.

Die beiden wichtigsten Effektormoleküle für die aldosteroninduzierte Na^+-Retention sind:

- der epitheliale Na^+-Kanal in der luminalen Membran Na^+ absorbierender Zellen
- die basolaterale Na^+-K^+-ATPase

Die wichtigsten Angriffspunkte von Aldosteron sind der distale Tubulus und der corticale Anteil der Sammelrohre in der Niere, der Dickdarm, die Schweißdrüsen und die Speicheldrüsen. Es handelt sich dabei um jene Strukturen, über die beträchtliche Wasser- und Salzmengen aus dem Organismus abgegeben werden können.

Experimentelle Beobachtungen weisen darauf hin, dass es durch Aldosteron zu einer Erhöhung der De-novo-Synthese von Na^+-Kanälen in den Epithelien kommt.

Außer den Wirkungen von Aldosteron auf den Wasser- und Na^+-Haushalt und die Plasmakaliumkonzentration sind auch noch Wirkungen auf die renale Mg^{++}-Resorption, die distal-tubuläre H^+-Sekretion und die NH_4^+-Ausscheidung im Harn zu nennen.

Klinik

A. Überfunktion der Nebennierenrinde

a) Cushing-Syndrom

Symptome

Allgemein
Stammfettsucht
Vollmondgesicht
Flüssigkeitsretention
Hypertonie
Geschwächte Immunabwehr
Ulcus ventriculi

Stoffwechsel
gestörte Glucose-Toleranz
Diabetes mellitus Typ 2
Hyperlipidämie

Gonaden-Dysfunktion
Regelanomalie
Impotenz
verminderte Libido

Haut
Hautatrophie
Striae distensae rubrae
Plethora
Hirsutismus
Suffusionen
Teleangiektasien

Muskel und Skelett
Osteopenie, Osteoporose
Osteonekrose
Muskelatrophie, -schwäche

Psychiatrisch
Depression
Psychose

Ursachen

1. Endogen
   a) ACTH-abhängig (etwa 80 %)
      1. Morbus Cushing (ACTH-produzierendes Hypophysenvorderlappen-Adenom)
      2. selten paraneoplastische ACTH-Produktion (kleinzelliges Bronchus-Karzinom, Carcinoid, Pankreas-Karzinom, Thymom)
   b) adrenal (20 %)
      Cortisol-produzierendes Nebennierenrinden-Adenom oder Karzinom, mikro- oder makronoduläre Hyperplasie

2. Iatrogen

Durch Behandlung mit Glucocorticoiden in einer Dosierung über der Cushing-Schwellen-Dosis, die bei 7,5 mg Prednisolon/Tag bzw. der Äquivalenzdosis eines anderen Glucocorticoids (Tab. 5) liegt. Dabei ist aber zu beachten, dass eine große individuelle Variabilität besteht und Symptome bereits bei wesentlich niedrigeren oder erst bei höheren Dosen auftreten können. Das Risiko für Wirbelkörperfrakturen ist aber bereits bei einer Prednisolon-Dosis von 2,5–7,5 mg/Tag 2,5-fach erhöht und steigt bei einer Dosis > 7,5 mg auf das 5-fache an.

Tab. 5

Glucocorticoid-Äquivalenzdosen – Fünfer-Regel (vereinfacht)
1 mg Dexamethason, Betamethason (Fortecortin®, Betnesol®, Celestan®, Diprophos®)
≅
5 mg Prednisolon, Methylprednisolon, Triamcinolon (Aprednislon®, Solu-Dacortin®, Urbason®, Solu-Medrolv®, Volon A®, Delphicort®)
≅
25 mg Hydrocortison (Hydrocortone®)

Diagnostik

1. Labordiagnostik

Zunächst ist die Diagnose eines Hypercortisolismus zu etablieren. Danach erfolgt die Differentialdiagnose zentrales, ektopes oder adrenales Cushing Syndrom. Aufgrund der starken zirkadianen Schwankungen von Cortisol mit maximalen Werten am Morgen und sehr niedrigen nachts sowie des raschen Anstiegs von ACTH und Cortisol bei Stress (psychischem ebenso wie physischem) sind meist dynamische Tests erforderlich. Sehr hohe Serum-Cortisol-Konzentration bei unterdrücktem Plasma-ACTH können jedoch als Hinweis für ein adrenal verursachtes Cushing-Syndrom gewertet werden.

- Als Suchtest hat sich der Dexamethason-Kurztest (1 mg Dexamethason um 23.00 Uhr, Kontrolle von Serum-Cortisol am nächsten Tag um 08.00 Uhr) durchgesetzt. Bei Gesunden wird durch den negativen Feedback ACTH und damit auch Cortisol supprimiert (normal: Cortisol < 1,8 μg/dl).
- Cortisol-Exkretion im 24-h-Harn
- An manchen Zentren ist auch die Bestimmung der Serum- oder Speichelkonzentration von Cortisol um 23.00 oder 24.00 Uhr etabliert, allgemein akzeptierte Grenzwerte gibt es jedoch keine.
- CRH-Test: Verabreichung des physiologischen hypothalamischen Releasing-Hormons für ACTH (CRH in supraphysiologischer Dosis von 100 μg) und Kontrolle der Plasma-ACTH- und Serum-Cortisol-Werte über 2 Stunden. Dieser Test trägt zu einer besseren Differenzierung zwischen adrenal oder hypothalamisch-hypophysär bedingter Über- oder Unterfunktion bei (Tab. 6).
- Den goldenen Standard zur Differenzierung von zentralem vs. ektopem Cushing-Syndrom stellt der **Liddle-Test** dar, eine lange Version des Dexamethason-Kurztests (siehe Hypophyse S. 92).

Tab. 6. CRH-Test: Diagnose von NNR-Über- und Unterfunktion

	ACTH	Cortisol
Morbus Cushing (zentrales Cushing-Syndrom)	↑	↑
NN-Cushing	↓	↑
Ektopes Cushing-Syndrom (paraneoplastisch)	↑–↑↑↑	↑
Hypothal./Hypophys. NNR-Insuffizienz	↓	↓
primäre NNR-Insuffizienz	↑↑↑	↓

2. Bildgebende Verfahren

a) Erst nachdem die Diagnose eines Cushing-Syndroms labordiagnostisch gesichert ist, sollten bildgebende Verfahren eingesetzt werden. Beim ACTH-abhängigen Cushing-Syndrom ist mittels weiterführender diagnostischer Maßnahmen zwischen hypophysärer ACTH Hypersekretion (M. Cushing) und einer ektopen ACTH-Sekretion zu differenzieren. Ergibt sich hier der Verdacht auf eine hypophysär bedingte ACTH-Übersekretion, wird mittels MRT die Hypophyse untersucht. Bei Verdacht auf ektope ACTH-Produktion dient als weiterführende diagnostische Maßnahme eine Multidetektor-CT von Thorax und Abdomen bzw. auch eine szintigraphische Untersuchung mit einem Somatostatin-Rezeptor-affinen Radiopharmakon (In111-Octeotride-Szinti-graphie, oder eine PET/CT-Untersuchung mit Ga68-DOTA-TOC) oder mit F-18 DOPA als Suchmethode, da sich häufig Lungentumore finden (meist SCLC, Carcinoid), andere Tumore sind selten.

Beim adrenal bedingten Hypercorticismus (Cushing-Syndrom) sind **MRT und CT** die Methoden der Wahl. Sie sind als gleichwertige Verfahren anzusehen, da sie eine hohe Sensitivität im Tumornachweis besitzen und zwischen Adenomen und Nicht-Adenomen differenzieren können. Die Sonographie hat keine Bedeutung, da kleine Raumforderungen häufig nicht nachgewiesen werden können.

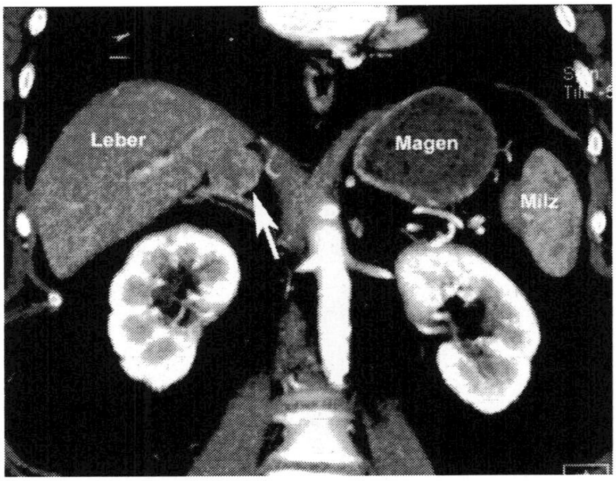

Abb. 18. 3D-Rekonstruktion einer CT in coronaler Schichtführung zeigt ein Nebennieren-Adenom rechts (Pfeil). Es besteht ein Z. n. Adrenalektomie links.

b) Eine **Nebennierenrinden-Szintigraphie** ist nur selten erforderlich. Dabei wird Jod^{131}-markiertes Methyl-nor-Cholesterol intravenös injiziert. Das intravenös verabreichte Jod^{131}-Methyl-nor-Cholesterin bindet im Plasma an LDL und wird über den LDL-Rezeptor sowie zusätzlich auch unspezifisch in die Zellen aufgenommen. Die Aufnahme von markiertem Cholesterin in die Nebennieren erfolgt langsam, weshalb die szintigraphische Untersuchung (Gammakamera, Untersuchungsdauer ca. 1 Stunde) meist nach 3–5 Tagen erfolgt. Bei Gesunden beträgt die Aufnahme von Jod^{131}-markiertem Cholesterin ca. 0,3 % der Dosis. Infolge der langsamen Aufnahme in die Nebennieren ist als Radionuklid Jod^{131} erforderlich. Wegen unspezifischer Dejodierung von J^{131}-markiertem Cholesterin ist eine Schilddrüsenblockade mit Kaliumjodid 1 Tag vor der Untersuchung bis 5 Tage nach Tracerinjektion erforderlich. Markiertes Cholesterin wird auch in der Leber aufgenommen und biliär in den Darm ausgeschieden. Zur Optimierung der szintigraphischen Darstellung und zur Vermeidung von Darmüberlagerungen ist daher eine ausreichende Darmentleerung anzustreben.
Nachteile der szintigraphischen Untersuchung sind die relativ hohe Strahlenbelastung auch der Gonaden, sowie die lange Untersuchungsdauer.
Ein Vorteil ist die hohe Spezifität.

Verschiedene Faktoren beeinflussen die Aufnahme von J^{131} nor-Cholesterin in die NNR:

- Verminderung der Aufnahme
  - Unterdrückung von ACTH, z. B. durch Dexamethason, Cortisol
  - Unterdrückung von Renin/Aldosteron, z. B. durch Betablocker, Salzzufuhr, Spironolacton
  - Hypercholesterinämie
- Erhöhung der Aufnahme
  - Stimulierung von Renin/Aldosteron, z. B. Diuretika, orale Kontrazeptiva
  - Senkung von Cholesterin
  - Vor einer J^{131}-nor-Cholesterin-Szintigraphie sollten daher Diuretika, Östrogene, ACE-Hemmer, Aldosteron-Antagonisten und Betablocker pausiert werden.

c) Ein **Venensampling** der Nebennieren ist bei unklarer Bildgebung gelegentlich hilfreich. Dabei wird über die V. femoralis ein Katheter in die V. cava inferior eingebracht und jeweils aus den Nebennierenvenen und der V. cava inferior Blut zur Bestimmung der Cortisol-Konzentration entnommen. Damit kann zwischen einer (bilateralen) Hyperplasie und einem unilateralen Adenom unterschieden werden.

Therapie

Die Therapie des Cushing-Syndroms ist primär immer die operative Entfernung des Nebennieren-Adenoms/-Karzinoms. Dies erfolgt meist durch einen endoskopischen Eingriff, wodurch auch der Krankenhausaufenthalt verkürzt werden kann. Wegen der Gefahr einer postoperativen NNR-Insuffizienz muss postoperativ eine Cortisol-Substitution erfolgen (manchmal bis zu einem Jahr, bzgl. Dosis siehe NNR-Insuffizienz). Ist die chirurgische Sanierung nicht möglich oder liegt ein metastasiertes Cortisol-produzierendes Nebennieren-Karzinom vor, stehen als therapeutische Alternativen Ketoconazol (Ketaconazol HRA®), Aminogluthetimid (nicht verfügbar), Metyrapon (Metopiron®), das die 11β-Hydroxylase hemmt und das adrenocorticolytisch wirkende Mitotan (Lysodren®) sowie der Glucocorticoid-Rezeptor-Antagonist Mifepriston (Mifegyne®) zur Verfügung.

b) Conn-Syndrom (primärer Aldosteronismus)

Das Conn-Syndrom wird durch Überproduktion von Aldosteron meist durch ein Adenom oder durch bilaterale Hyperplasie der Nebennierenrinde verursacht und ist abzugrenzen von sekundären Formen des Hyperaldosteronismus, wie z. B. Nierenarterienstenose, Diuretika-Therapie und Renin-produzierende Tumore. Der primäre Aldosteronismus ist die häufigste Form der endokrin bedingten Hypertonie, die Prävalenz beträgt 5–10 % der Patienten mit arterieller Hypertonie.

Symptome

Arterielle Hypertonie, Hypokaliämie, Hypernatriämie, metabolische Alkalose und evtl. leichte Beinödeme.

Diagnostik

1. Labordiagnostik

Screening-Test: Aldosteron/Renin Quotient

Bestimmung der Plasma-Aldosteron- und Plasma-Renin-Konzentration. Die typische Befundkonstellation besteht aus erhöhter Aldosteron- bei gleichzeitig unterdrückter Renin-Konzentration. Die Diagnose ist durch einen zweiten Test zu bestätigen: 2 Tage 3 x 2 g NaCl peroral oder intravenöse Verabreichung von 2 Litern 0,9 %-Kochsalzlösung oder perorale Gabe von Fludrocortison. Bei Vorliegen eines Conn-Syndroms ist die Aldosteron-Produktion nicht zu unterdrücken.

Cave: zahlreiche Antihypertensiva wie Diuretika, ACE-Hemmer, Angiotensin-Rezeptor-Blocker, aber auch β-Blocker, interferieren mit der Aktivität des Renin-Angiotensin-Aldosteron-Systems auf verschiedenen Ebenen, Spironolacton hingegen mit der Laborbestimmung von Aldosteron. Diese Substanzen sind daher vor der Labordiagnostik abzusetzen (Spironolacton mindestens 3 Wochen!). Die Therapie der Hypertonie erfolgt in dieser Zeit am besten durch α-Blocker und/oder Calcium-Antagonisten.

Beim sekundären Hyperaldosteronismus (z. B. bei Vorliegen einer Nierenarterienstenose oder Diuretika-Therapie) sind Aldosteron **und** Renin erhöht.

Aufgrund der hohen Hypertonie-Prävalenz können nicht alle Patienten hinsichtlich des Vorliegens einer endokrinen Hypertonie gescreent werden. Eine Untersuchung zum Ausschluss oder zur Bestätigung eines Conn-Syndroms empfiehlt sich bei Patienten mit Hypertonie und Hypokaliämie, Therapie resistenter Hypertonie (durch 3 oder mehr Medikamente keine suffiziente Blutdruckeinstellung möglich), Manifestation in jungem Lebensalter, bei plötzlichem Auftreten oder plötzlicher Verschlechterung einer zuvor suffizient behandelten Hypertonie sowie bei Patienten mit Inzidentalom und Hypertonie.

Neben dem primären Hyperaldosteronismus können noch folgende endokrine Erkrankungen eine Hypertonie hervorrufen: Phäochromozytom, Cushing-Syndrom, Akromegalie, Hyper- und Hypothyreose (Symptomatik und Diagnostik siehe entsprechende Kapitel). Hier können unter Umständen auch somatische Veränderungen einen Hinweis auf die zugrunde liegende Erkrankung liefern.

2. Bildgebende Diagnostik

a) **CT oder MR der Nebennieren, Venensampling**

Nach laborchemischer Bestätigung des Vorliegens eines primären Hyperaldosteronismus sind Untersuchungen zur Subtypen-Klassifizierung erforderlich (Aldosteron produzierendes Adenom, mikro- oder makronoduläre Hyperplasie). In erster Linie werden CT oder MRI (Abb. 19) als bildgebende Verfahren eingesetzt, nur selten die J^{131}-Cholesterin Dexamethason-Szintigraphie, gelegentlich auch die selektive Blutentnahme aus den Nebennierenvenen (Nebennieren-Venensampling, Abb. 19b). Diese Untersuchung ist insbesondere bei älteren Patienten – infolge der Zunahme der Inzidenz von nicht funktionalen Nebennieren-Adenomen – indiziert.

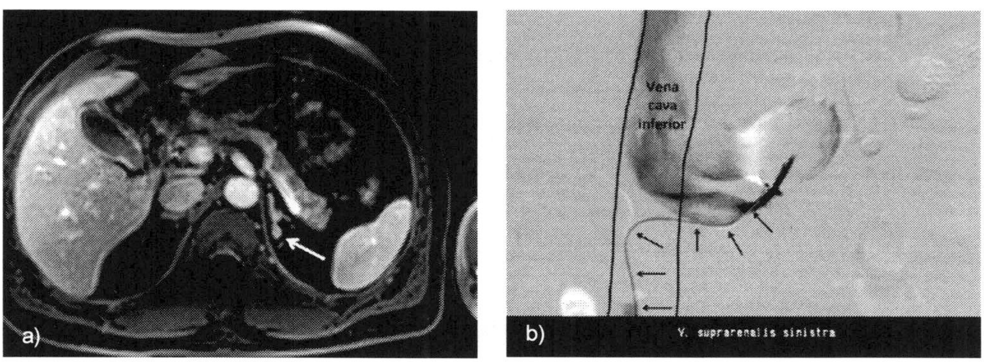

Abb. 19. Conn-Syndrom

a) Die Kontrastmittel-verstärkte MRT zeigt ein ca. 5 mm großes Adenom an der linken Nebenniere (Pfeil).

b) Venensampling mit einem Katheter, der über die Leiste in die V. femoralis eingebracht und in die V. cava inferior vorgeschoben wurde (schematische Darstellung des Verlaufs der V. cava inferior): selektive Positionierung des Katheters (Pfeile) in der linken V. suprarenalis, Prüfung der korrekten Lage mittels Kontrastmittelapplikation. Die selektive Blutabnahme bestätigte den Aldosteron-produzierenden Tumor.

b) **Nebennierenrindenszintigraphie** (wie bei Cushing-Syndrom mit J^{131}-Methyl-nor-Cholesterol, ist nur selten erforderlich, Strahlenbelastung!)
Die Sensitivität und Spezifität beim Conn-Syndrom beträgt für die szintigraphische Untersuchung 90 %. Bei Untersuchungen wegen Verdacht auf Conn-Syndrom ist eine Dexamethason-Suppression zur Erhöhung der Sensitivität erforderlich (4 x 0,5 mg/Tag, Beginn 7 Tage vor Tracerapplikation bis Untersuchungsende). Die Suppression der hypophysären ACTH-Sekretion durch Dexamethason bewirkt die Reduktion der Cholesterinaufnahme in gesundes Nebennierengewebe. Konsekutiv wird dadurch nur adenomatöses bzw. hyperplastisches Nebennierengewebe szintigraphisch dargestellt.

Therapie

Operative Entfernung des Nebennieren-Adenoms (meist endoskopisch). Als therapeutische Alternative bei bilateraler Hyperplasie oder bei Vorliegen einer Kontraindikation gegen eine Operation steht eine Therapie mit dem Aldosteron-Antagonisten Spironolacton zur Verfügung, Eplerenon ist in dieser Indikation (noch) nicht zugelassen.

B. Unterfunktion der Nebennierenrinde

Die Nebennieren von Gesunden produzieren 8–25 mg Cortisol/Tag. Die primäre Nebennierenrinden-Insuffizienz ist von der sekundären (hypothalamisch-hypophysär bedingten, s. Kapitel Erkrankungen der Hypophyse) zu unterscheiden. Die Symptome sind mit Ausnahme der Hyperpigmentierung (fehlt bei der hypothalamisch-hypophysär bedingten) weitgehend gleich. Bei der sekundären hypothalamisch-hypophysären NNR-Insuffizienz liegen aber meist gleichzeitig weitere Hypophysen-Insuffizienzen (somatotrope, gonadotrope, thyreotrope) vor, wodurch die Symptome überlagert sein können. Diagnostik und Therapie sind bei beiden Formen weitgehend gleich. Eine komplette NNR-Insuffizienz stellt eine lebensbedrohliche Situation dar.

a) Primäre Nebennierenrinden-Insuffizienz (M. Addison)

Ursachen

- Abruptes Absetzen einer Glucocorticoid-Therapie
  (Dosierung > 5 mg Prednisolon oder Äquivalenz-Dosis über mehr als 3 Wochen)
- Autoimmunadrenalitis
- Tuberkulose
- Aids-assoziierte Infektionen

- Waterhouse-Friderichsen-Syndrom
- Einblutung (Antikoagulantien!)
- Metastasen
- Gendefekte (z. B. Adrenoleukodystrophie)

Autoimmunadrenalitis

Während früher eine Tuberkulose in 70–90 % der Fälle für die Addison-Erkrankung verantwortlich war, ist heute die häufigste Ursache eine autoimmunbedingte Atrophie (Autoimmunadrenalitis).

Bei 60–70 % der Patienten mit Autoimmunadrenalitis findet man weitere Autoimmunendokrinopathien, vor allem Typ-I-Diabetes mellitus und Autoimmunthyreopathien sowie nicht-glanduläre Autoimmunerkrankungen. Das Auftreten von zwei oder mehr dieser endokrinen Autoimmunerkrankungen bei einem Patienten definiert das polyglanduläre Autoimmunsyndrom (PGA) vom Typ II (Synonym Schmidt-Syndrom). Ist eine mukokutane Candidiasis das Erst- oder Leitsymptom, spricht man von einem polyglandulären Autoimmunsyndrom vom Typ I.

Tab. 7. Charakteristika der polyglandulären Autoimmunsyndrome

Typ I (juveniles PGA)	Typ II (adultes PGA)
Morbus Addison	**Morbus Addison**
Hypoparathyreoidismus	**Hashimoto-Thyreoiditis**
Mukokutane Candidiasis (Erstsymptom)	**Typ-I-Diabetes mellitus**
	Hyperthyreose (Morbus Basedow)
Typ-I-Diabetes mellitus	Hypogonadismus
Chronisch aggressive Hepatitis	Myasthenia gravis
Malabsorptionssyndrom	Vitiligo
Alopezie	Perniziöse Anämie
Keratopathie	Alopezie
Vitiligo	Zöliakie
Perniziöse Anämie	
Hypogonadismus	
Hypothyreose	

Während für den Typ II Assoziationen mit bestimmten HLA-Allelen beschrieben wurden und wahrscheinlich mehrere Gene zur Expression des Syndroms beitragen, stellt der Typ I ein monogenes Autoimmunsyndrom dar, das auch als APECED (autoimmune polyendocrinopathy candidiasis ectodermal dystrophy) bezeichnet wird. Es wird durch einen Defekt des Gens AIRE (autoimmune regulator) verursacht. Der von diesem Gen kodierte Transkriptionsfaktor spielt offenbar eine wichtige Rolle bei der Expression organspezifischer (z. B. Pankreas-) Antigene im Thymus und ist dadurch in die Entwicklung einer (physiologischen) Toleranz gegen das entsprechende Gewebe involviert. Die Erkrankung beginnt in der Kindheit, zumeist initial mit oraler Candidiasis (schlechtes Ansprechen auf Therapie, häufige Rezidive). Bei ca. 70 % der Patienten mit isoliertem M. Addison und nahezu 100 % der Patienten mit einem polyglandulären Autoimmunsyndrom können zirkulierende Antikörper gegen die Nebennierenrinde (NNR) nachgewiesen werden. Sie treten schon jahrelang vor den klinischen Symptomen auf und sind krankheitsspezifisch. Diese Antikörper sind gegen die Cytochrom P450 Steroid-Enzyme gerichtet, und zwar gegen die 11-beta-, die 17-alpha- und die 21-Hydroxylase. Von allen untersuchten Antikörpern weisen nur die gegen die 21-Hydroxylase gerichteten Autoantikörper eine hohe Spezifität für den M. Addison, isoliert oder als Teil eines polyglandulären Syndroms vom Typ I/II, auf. Die autoimmune Zerstörung der NNR wird auf die zytotoxischen Wirkungen der T-Lymphozyten zurückgeführt.

Symptome

Cortisol-Mangel:	Schwäche, Müdigkeit, Adynamie, Gewichtsverlust, Stressintoleranz, Übelkeit, Erbrechen, Bauchschmerzen, Hyperpigmentierung, Hypoglykämie
Aldosteron-Mangel:	Hyponatriämie, Hypovolämie, Hyperkaliämie, Hyperkalzämie, Hypotonie, metabolische Azidose, Salzhunger

Bei schweren Fällen (mehr als 90 % der NN zerstört) und plötzlichem Auftreten ist die Symptomatik charakteristisch und lebensbedrohlich, die Diagnose kann häufig mit einem Blick gestellt werden. Da sich ein Morbus Addison aber oft nur langsam entwickelt und viele Symptome unspezifisch sind, wird die Diagnose oft erst spät gestellt. Aufgrund der fehlenden Feedback-Hemmung durch Cortisol wird vermehrt Proopiomelanocortin (POMC) und damit auch ACTH und Melanozyten-stimulierendes Hormon (MSH) produziert. Dies führt zu einer Hyperpigmentierung der Haut ohne adäquate Sonnenbestrahlung. Bei Patienten nach Sonnenexposition oder aus südlichen Ländern kann die charakteristische Hyperpigmentation der Handfalten, Mundschleimhaut, Zungenränder und des Zahnfleisches bei der Diagnose helfen. Bei der sekundären Nebennierenrindeninsuffizienz, die durch einen Ausfall der ACTH-Sekretion bedingt ist, ist die Hyperpigmentation nicht zu beobachten.

Die Addison-Krise ist ein akut dekompensierter Mangel an Gluco- und Mineralocorticoiden und wird bei Patienten mit NNR-Insuffizienz häufig durch Infekte und damit verbundenem erhöhten Bedarf oder durch plötzliches Absetzen einer Glucocorticoid-Therapie in pharmakologischer Dosierung hervorgerufen. Wenn ein Patient mit NN-Insuffizienz die Hydrocortison-Substitution nicht mehr oral zuführen kann

(z. B. Erbrechen, schwere Erkrankung), ist dies ein lebensbedrohlicher Zustand, der die sofortige intravenöse Verabreichung notwendig macht.
Die Symptome der Addison-Krise sind: Blutdruckabfall, hypovolämischer Schock, Hyponatriämie, Erbrechen, Diarrhoe, Hypoglykämie, Koma.

Diagnostik

Die Verdachtsdiagnose eines primären M. Addison lässt sich durch Bestimmung von basalem ACTH (> 200 pg/ml) bei sehr niedrigen Cortisol-Werten und einen ACTH-Stimulationstest (nach langsamer iv-Verabreichung von 250 μg $ACTH_{1-24}$ Cortisol-Anstieg um > 10 μg/dl bzw. auf > 18 μg/dl) zur Evaluation der Sekretionsreserve für Cortisol erhärten. Bei der sekundären NNR-Insuffizienz sind hingegen ACTH **und** Cortisol niedrig (Tab. 6 und Kapitel Hypophyse). Die Bestimmung der basalen Cortisol-Konzentration alleine ist wenig aussagekräftig, da niedrig normale Werte einen M. Addison nicht ausschließen. Nur sehr niedrige Cortisol-Spiegel können als starkes Indiz für das Vorliegen eines M. Addison gewertet werden.

Therapie

Die Therapie des M. Addison besteht in der Substitution mit 10–30 mg Hydrocortison/Tag, wobei die Dosis dem physiologischen Tagesrhythmus entsprechend im Verhältnis ⅔ morgens zu ⅓ nachmittags bis abends aufgeteilt wird. Hydrocortison (Cortisol) entspricht dem physiologischen Glucocorticoid der NNR. Die Bioverfügbarkeit von oral verabreichtem Cortisol beträgt über 90 %. Bei fieberhaften Infekten und starkem Stress müssen die Patienten vorübergehend die Dosis selbstständig verdoppeln bis verdreifachen. Bei Operationen und schweren lebensbedrohlichen Erkrankungen soll in Abhängigkeit von der Art und Dauer des Eingriffes die Hydrocortison-Dosis auf 100–200 mg/Tag gesteigert werden (evtl. kontinuierliche Infusion mit 5–10 mg Hydrocortison pro Stunde).
Die individuelle Substitutionsdosis richtet sich nach Befinden, Leistungsfähigkeit, Körpergewicht, Blutdruck und Serum-Elektrolyten der Patienten. Leider ist zur Überprüfung der Adäquanz der Substitutionsdosis keine Laborbestimmung geeignet. Die ACTH-Konzentrationen werden unter Substitution nicht normalisiert, auch die Bestimmung der Serum-Cortisol-Konzentration ist zur Dosisfindung nicht hilfreich. Patienten müssen in der richtigen Handhabung der Substitutionstherapie geschult werden und wissen, dass die Therapie lebensnotwendig ist (Notfallpass).
Durch die mineralocorticoide Wirkung von Hydrocortison kann häufig auf die zusätzliche Substitution von Mineralocorticoiden verzichtet werden. Bei persistierender Hyponatriämie, Hyperkaliämie oder Hypotonie wird 9α-Fludrocortison (Astonin-H®) in einer Dosis von 0,05–0,1 mg/Tag verabreicht.

Bei der Addison-Krise steht die rasche Rehydratation mit 2–3 Liter 0,9 %-Kochsalz-Lösung im Vordergrund. Weiters muss Hydrocortison in einer Dosierung von 100–200 mg/Tag (oder ein anderes Glucocorticoid in äquivalenter Dosierung) aufgeteilt auf 2–3 Gaben oder als kontinuierliche Infusion über 24 Stunden verabreicht werden.

b) Adrenogenitales Syndrom (AGS)

Durch angeborene Enzymdefekte kann beim AGS die Hormonproduktion in der Nebennierenrinde nicht regelrecht ablaufen. Die Vererbung erfolgt autosomal rezessiv, 9,5 % der gesunden Bevölkerung in Österreich sind heterozygote Merkmalsträger.

Wie alle autosomal rezessiv vererbten Erkrankungen manifestiert sich das AGS besonders häufig in Gesellschaften, wo innerhalb der Blutlinie geheiratet wird. Durch ein genetisches Screening können bei Kinderwunsch die häufigsten Mutationen, die zu einem AGS führen, bestimmt werden. Nur wenn beide Elternteile Überträger sind, besteht die Gefahr, dass ein krankes Kind geboren wird.
Je nach mutiertem Gen können zahlreiche Enzyme betroffen sein, am häufigsten ist jedoch der 21-Hydroxylase-Mangel. Durch den teilweisen oder vollkommenen Verlust an Enzymaktivität kann die Biosynthese von Cortisol und Aldosteron nicht ausreichend erfolgen. Kompensatorisch wird vermehrt ACTH aus der Hypophyse sezerniert, wodurch die noch intakte Steroidbiosynthese in der Nebenniere aktiviert wird. Es kommt zur pathologisch vermehrten Sekretion von Stoffwechselprodukten, die sich vor dem Flaschenhals des defekten Enzyms aufstauen und in Androgene ungewandelt werden, da die (normalerweise unbedeutende) adrenale Biosynthese von Testosteron nicht betroffen ist.

Weiters hyperplasieren die Nebennieren durch die permanente Stimulation mit ACTH, weshalb das AGS auch als Kongenitale Adrenale Hyperplasie (CAH) bezeichnet wird.

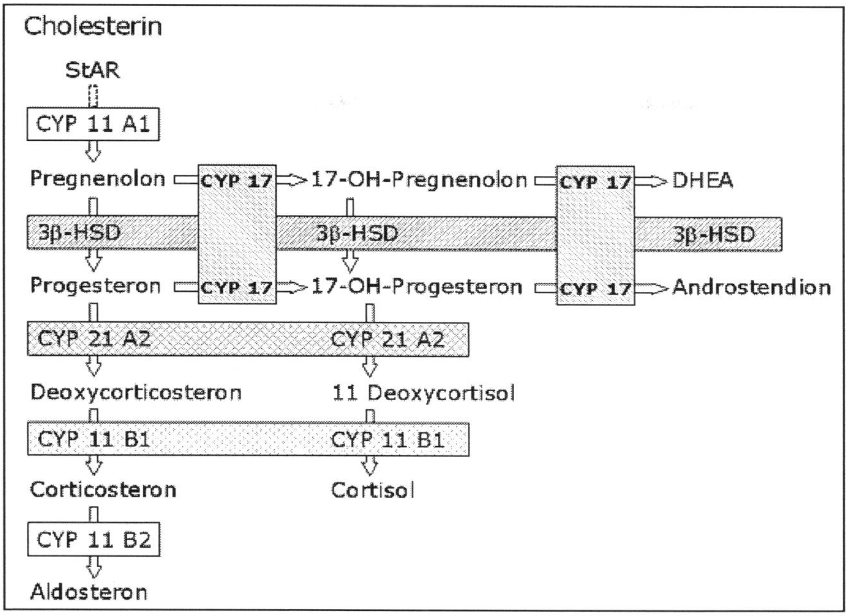

Abb. 20. Steroidbiosynthese. Bei Fehlen oder Dysfunktion eines Enzyms akkumulieren die Hormone vor dem Defekt und es fehlen jene nach dem Defekt.

CYP 21 A2 (21-Hydroxylase): häufigste Form

CYP 11 B1 (11β-Hydroxylase)

CYP 17 (17α-Hydroxylase)

3β-HSD (3β-Hydroxysteroid-Dehydrogenase)

ganz selten: StAR (Steroidogenic Acute Regulatory Protein) – steht ganz am Anfang der Steroid-Synthese – bei Defekt dieses Proteins fehlen alle Steroid-Hormone.

Die klinische Symptomatik ergibt sich einerseits aus einem Mangel an Cortisol und Aldosteron und andererseits aus einer überschießenden Produktion von Testosteron. Der biochemische Nachweis des 21-Hydroxylase-Defekts erfolgt durch den Nachweis von pathologisch erhöhten 17α-Hydroxyprogesteron-Konzentrationen im Blut. Der Schweregrad der Erkrankung hängt von den Mutationen in den beiden Allelen ab und unterliegt einer großen Bandbreite.

Die Behandlung des AGS erfolgt durch Substitution mit Hydrocortison. Bei Salzverlust wird zusätzlich 9α-Fludrocortison verabreicht.

Vollständiger Verlust der 21-Hydroxylase-Aktivität
„Klassisches AGS"

Die Manifestation erfolgt bereits im Mutterleib, da die fetalen Nebennieren im 3. Schwangerschaftsmonat ihre Funktion aufnehmen.

- Vermehrte Produktion von Testosteron:

Bei weiblichen Föten bewirkt die unphysiologisch hohe Produktion von Testosteron eine Virilisierung. Bei der Geburt ist es oft schwierig, das richtige Geschlecht festzustellen: Die Labioskrotalfalten fusionieren, die Klitoris ist penisartig vergrößert. Das innere Genitale (Ovarien, Uterus) ist normal angelegt. Ohne Behandlung entwickelt sich ein männlicher Phänotyp mit primärer Amenorrhoe und fehlender Brustentwicklung.

Männliche Kinder sind anfänglich unauffällig, durch die hohen Testosteronspiegel werden die sekundären Geschlechtsmerkmale vorzeitig und verstärkt ausgebildet („Pseudopubertas praecox"). Das Längenwachstum ist anfänglich über der Norm, durch vorzeitigen Epiphysenschluss bleiben die Jugendlichen aber letztendlich klein. Typische Anamnese: „In der Volksschule war ich immer der Größte, in der Mittelschule sind die anderen schneller gewachsen."

- Verminderte Produktion von Aldosteron und Cortisol:

Es entsteht ein Salzverlustsyndrom mit Hyponatriämie, Hyperkaliämie und metabolischer Azidose. Die Kinder sind apathisch, exsikkiert und erbrechen häufig. Die Symptome entsprechen jenen eines M. Addison, es liegt ja auch eine vollständige Nebenniereninsuffizienz in Hinblick auf die Produktion von Aldosteron und Cortisol vor.

Am besten wird bei hohem Risiko für ein AGS (Familienanamnese!) bereits vor der geplanten Schwangerschaft ein genetisches Screening durchgeführt. Sind beide Eltern Überträger der Erkrankung, wird während der Schwangerschaft mit einem plazentagängigen synthetischen Corticoid (Dexamethason) behandelt, bis eine biochemische oder genetische Untersuchung zeigt, ob der Embryo erkrankt ist.

Teilweiser Verlust der 21-Hydroxylase-Aktivität
„Nicht-klassisches AGS"

Viel häufiger als das klassische AGS ist ein teilweiser Verlust der 21-Hydroxylase-Aktivität. In den meisten Fällen werden nur Mädchen symptomatisch und suchen wegen Akne, Hirsutismus, Amenorrhoe oder unerfülltem Kinderwunsch den Arzt auf.

Die Verdachtsdiagnose wird durch erhöhte Testosteronspiegel bei Frauen gestellt, typischerweise liegen die Testosteronkonzentrationen zwischen 1,0 und 1,5 ng/ml. Die endgültige Diagnose erfolgt durch Stimulation der Nebennierenrinde mit einem synthetischen ACTH-Derivat (0,25 mg Synacthen®). Steigt 17α-Hydroxyprogesteron im Serum durch Stimulation über 100 ng/ml, ist eine heterozygote Mutation sehr wahrscheinlich. Die Behandlung erfolgt – wenn erforderlich – mit niedrig dosierten Glucocorticoiden.

Tab. 8. Seltene Formen des AGS

Enzymdefekt	Diag. Hormon	Symptome
11β-Hydroxylase	11-Deoxycortisol Deoxycorticosteron	Virilisierung und Hypertonie
3β-Hydroxysteroid-Dehydrogenase	Pregnenolon 17α-Hydroxyprognenolon Dehydroepiandrosteron	Virilisierung und Salzverlust
17α-Hydroxylase	Deoxycorticosteron Corticosteron	Hypertonie, fehlende Entwicklung der sekundären Geschlechtsmerkmale bei Mädchen, Feminisierung bei Knaben

Waterhouse-Friderichsen-Syndrom

Als Waterhouse-Friderichsen-Syndrom wird eine katastrophale Meningokokken-Sepsis mit NN-Insuffizienz (NNR + NNM) bezeichnet.

Klinisch entwickelt sich nach unspezifischem Beginn mit Zeichen eines fieberhaften Infekts rasch ein Koma mit schwerem unkontrollierbarem Schockzustand und in der Regel tödlichem Verlauf innerhalb von Stunden bis Tagen.

Im Rahmen der Sepsis mit den Gram-negativen Meningokokken entwickelt sich eine Verbrauchskoagulopathie mit ausgedehnten Blutungen. Besonders von Blutungen betroffen sind die Haut mit auffälligen petechialen Blutungen sowie die Nebennieren, wo es zur hämorrhagischen Nekrose insbesondere des NNM und einem damit verbundenen Ausfall der Katecholamine kommt.

Die Substitution der Katecholamine ist nicht erforderlich und per oral auch nicht möglich. Unter Substitution mit Glucocorticoiden entwickeln sich betroffene Kinder bis auf eine etwas verminderte Körpergröße und Fruchtbarkeit vollkommen normal. Für die Patienten gelten die gleichen Richtlinien zur Substitutionstherapie wie bei M. Addison.

C. Überfunktion des Nebennieren-Marks

Phäochromozytom

Ursache

Katecholamin-produzierende Tumore des Nebennierenmarks oder der Paraganglien, selten andere Lokalisation. Mehr als 30 % der Phäochromozytome treten familiär gehäuft im Rahmen der MEN 2-Syndrome, dem Hippel-Lindau-Syndrom, der Neurofibromatose Typ 1 und familiären Paragangliom-Phäochromozytom Syndromen auf. Ca. 10 % treten extraadrenal auf (sogenannte Paragangliome).

Histologie

Makroskopisch handelt es sich um zentral in der Nebenniere gelegene Tumore, die eine braun-rötliche Schnittfläche aufweisen. Über dem Tumor findet sich in der Regel die noch erkennbare, atrophe, gelbe, saumartige Rinde. Die Tumore wiegen im Durchschnitt 100 g (1–4000 g).
Histologisch zeigen sich typischerweise sog. Zellballen, die von dünnen fibrovaskulären Septen eingefasst sind. Diese Zellballen sind rundliche Ansammlungen von einzelnen großen Zellen mit deutlich basophilem Zytoplasma. Histomorphologisch ist es nicht möglich, zwischen gutartigen und bösartigen Tumoren zu unterscheiden. Die Diagnose der Malignität wird nur aufgrund einer lokalen Invasion oder des Nachweises von Metastasen gestellt.
Analoge (gleicher Aufbau) und ebenfalls Katecholamine produzierende Tumore können auch im Bereich der sympathischen und parasympathischen Ganglien auftreten. Sie heißen dann Paragangliome und man findet sie dementsprechend in verschiedensten Lokalisationen von der Harnblase bis in den Halsbereich.

Symptome

Diese sind wenig spezifisch, weshalb die Diagnose oft erst spät gestellt wird.
Die Symptome umfassen: Hypertonie (paroxysmal, aber auch Dauerhypertonie, selten Normotonie oder Hypotonie), Kopfschmerzen, Schwitzen, Palpitationen, Tachykardie, Blässe, Übelkeit, Zittern, Angst, Thorax/Bauchschmerzen, Schwäche, Gewichtsverlust. Norepinephrin sezernierende Tumore sind meist extraadrenal lokalisiert, die Symptomatik ist häufig kontinuierlich (Hypertonie, Schwitzen, Kopfschmerzen). Epinephrin sezernierende Tumore sind adrenal lokalisiert und bedingen häufig eine episodenhafte Symptomatik (Herzklopfen, Benommenheit, Synkopen, Hyperglykämie, Angstgefühle).

Diagnostik

1. Labordiagnostik

Bestimmung der Plasmakonzentration oder Exkretion der Katecholamine im 24-h-Harn, insbesondere von Metanephrin und Normetanephrin. Dabei sind vor der Untersuchung trizyklische Antidepressiva, Acetaminophen, L-Dopa, Labetolol und Sotalol abzusetzen sowie Alkohol- und Kaffeekonsum zu vermeiden, da diese falsch positive Ergebnisse verursachen können. Bei nicht eindeutiger Befund-konstellation ist ein Clonidin-Test indiziert (Clonidin wirkt zentral anti-sympathoton und senkt die Noradrenalin-Freisetzung aus sympathischen Nervenenden): dabei werden 300 μg Clonidin oral verabreicht; positiv, wenn nach Clonidin kein Abfall des Blutdrucks und der Plasma-Katecholamine eintritt.

2. Bildgebende Verfahren

a) Bei labordiagnostischem Nachweis einer gesteigerten Katecholamin-Produktion schließen wiederum die bildgebenden Verfahren zur Lokalisations-diagnostik an. Sowohl **MRT** als auch **Multidetektor-CT** (letztere nach α-Blockade) sind zur Diagnostik geeignet (Abb. 21), wobei immer auch das Vorliegen extraadrenaler Katecholamin-produzierender Tumore ausgeschlossen werden sollte (Abb. 22). Eine CT-gezielte Biopsie eines Nebennierentumors ist absolut kontraindiziert, solange ein Phäochromozytom nicht ausgeschlossen werden kann!

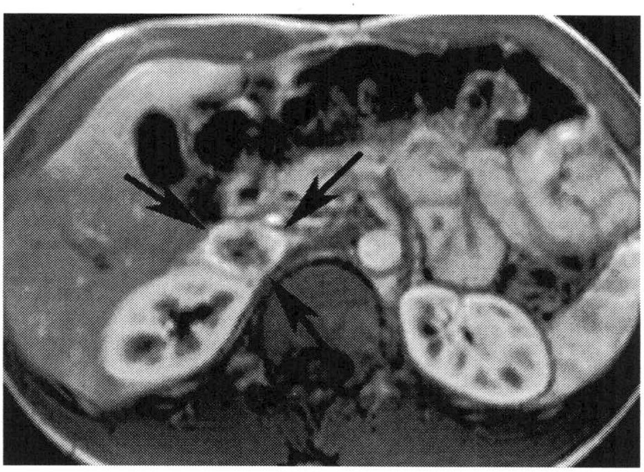

Abb. 21. Die kontrastverstärkte MRT zeigt ein hypervaskularisiertes Phäochromozytom in der rechten Nebenniere (Pfeile).

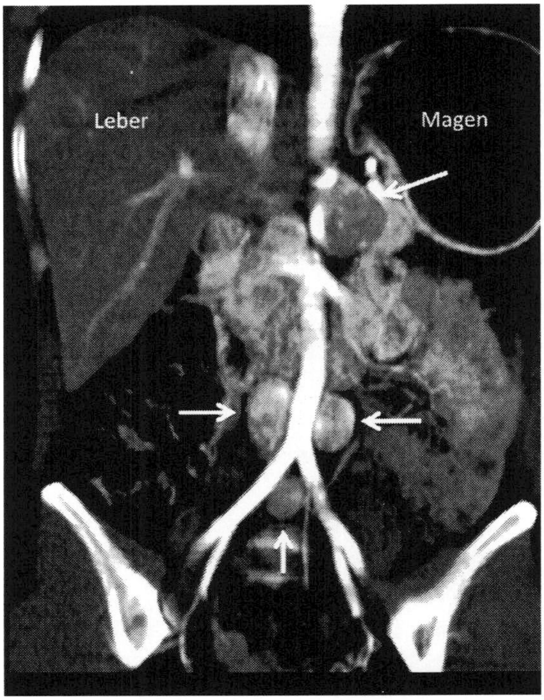

Abb. 22. Multiple extraadrenale Paragangliome: Die MDCT (koronale Rekonstruktion) zeigt multiple Tumore entlang des Grenzstrangs (paraaortal) (Pfeile).

b) **MIBG (Meta-Jodbenzylguanidin)-Szintigraphie** (Abb. 23): Meta-Jodbenzylguanidin ist ein Analogon von Noradrenalin. Es hat einen Aufnahmemechanismus in die Zellen des NNM wie Noradrenalin, wird jedoch nicht metabolisiert. Meta-Jodbenzylguanidin ist mit Jod-^{123} markiert, die Strahlenbelastung ist daher gering.

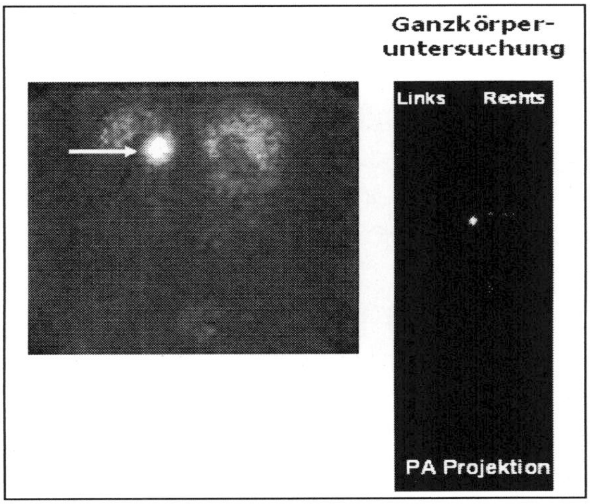

Abb. 23. J-^{123}MIBG-Szintigraphie: vermehrte Traceranreicherung im Bereich der linken Nebenniere

Hinsichtlich der Untersuchungsdurchführung ist zu beachten, dass eine Schilddrüsen-blockade erfolgt. Die szintigraphische Untersuchung erfolgt üblicherweise 6 bzw. 24 Stunden nach Tracer-Applikation bei einer Untersuchungsdauer von jeweils einer Stunde. Die Untersuchung beinhaltet auch die Anfertigung von tomographischen Bildern. Die höchste Aufnahme von Meta-Jodbenzylguanidin findet sich im Nebennierenmark. Organe mit extensiver sympathischer Innervation zeigen ebenfalls eine deutliche MIBG-Aufnahme (Herz, Milz und Speicheldrüsen). In den Neuronen des zentralen Nervensystems findet sich keine Anreicherung von MIBG, da es die Blut-Hirn-Schranke nicht durchdringt. MIBG wird kaum metabolisiert und mehrheitlich unverändert im Harn ausgeschieden.

Durch folgende Medikamente wird die MIBG-Aufnahme in das NNM und damit die MIBG-Szintigraphie behindert:

- Trizyklische Antidepressiva
- Antipsychotika (z. B. Phenothiazine, Butyrophenon)
- Reserpin
- Labetalol
- Ganglienblocker
- Kalziumantagonisten

Von allen bildgebenden Verfahren weist die MIBG-Szintigraphie die höchste Spezifität auf und ermöglicht eine Untersuchung des gesamten Körpers. Zur funktionellen Bildgebung werden auch PET-Radiopharmaka wie F^{18}-DOPA oder F^{18} Fluordopamin eingesetzt. Im Vergleich zum etablierten MIBG zeigen sie eine höhere Sensitivität. Steht ein PET/CT-Untersuchungsgerät zur Verfügung, dann sollte diese Methode als erstes bildgebendes diagnostisches Verfahren eingesetzt werden. Ein weiterer Vorteil im Vergleich zur mIBG-Szintigraphie ist die kürzere Untersuchungsdauer, die geringere Strahlenbelastung, und die geringere Beeinflussbarkeit durch Medikamente. Bei einer Untersuchung mit F^{18}-DOPA wird die Interpretation durch eine Vorbehandlung des Patienten mit Carbidopa (Hemmung der peripheren Aminosäure-Decarboxylase) optimiert. Andere mögliche Bildgebende Untersuchungen sind PET/CT mit F^{18}-FDG und Ga^{68} – DOTA-TOC, die jedoch nicht als „Firstline“ diagnostische Verfahren anzusehen sind.

Therapie

Zunächst medikamentöse Blockade der α1-adrenergen Rezeptoren mit Phenoxybenzamin oder Prazosin. Beta-Blocker sollten erst nach α-Blockierung eingesetzt werden, da sonst krisenhafte Blutdruckanstiege („Katecholaminumkehr“) ausgelöst werden können. Aufgrund der hohen Gefährdung durch krisenhafte Blutdruckanstiege (insbesondere zerebrale Blutung) ist jedenfalls eine chirurgische Sanierung anzustreben. Diese kann meist durch einen endoskopischen Eingriff erfolgen.

D. Endokrin inaktive Tumore

Inzidentalome

Das Inzidentalom ist als zufällig gefundene Raumforderung im Bereich der Nebennieren bei aus anderem Grund eingesetzten bildgebenden Verfahren definiert (findet sich bei bis zu 5 % aller Untersuchungen, die Häufigkeit nimmt mit dem Alter zu). Aufgrund der zahlreichen und auch lebensbedrohlichen Komplikationen einer Hormonüberproduktion von Nebennieren-Adenomen ist zur Sicherung der Diagnose Inzidentalom auch bei Fehlen klinischer Symptome jedenfalls der Ausschluss einer endokrinen Aktivität erforderlich. Eine Operation oder Biopsie sollte erst nach biochemischer Abklärung erfolgen.

Wie in den vorangegangenen Abschnitten dieses Kapitels ausgeführt, sind dazu der Dexamethason-Hemmtest und die Bestimmung der Cortisol-Ausscheidung im 24-h-Harn, die Bestimmung von Metanephrin und Normetanephrin im Plasma oder im 24-h-Harn sowie die Bestimmung der Plasma-Aldosteron- und Plasma-Renin-Konzentration geeignet. Weiters die Bestimmung von Testosteron, Östradiol und Dehydroepiandrosteron-Sulfat (DHEAS) zum Ausschluss der sehr seltenen Sexualsteroid-produzierenden Tumore.
Die meisten Inzidentalome sind hormonell inaktiv (80 %) und benigen. 80 % der mittels CT entdeckten Tumore sind < 2 cm. Die Wahrscheinlichkeit der Malignität steigt mit der Tumorgröße.

Therapie
Ergibt sich kein Hinweis auf eine endokrine Aktivität und ist die Raumforderung unter 4 cm groß, sollte die Größe der Raumforderung nach einem halben Jahr kontrolliert werden. Kommt es bis zu diesem Zeitpunkt zu keiner Größenzunahme und weiters zu keiner endokrinen Aktivität innerhalb von 3 Jahren, sind keine weiteren Untersuchungen erforderlich. Ist die Raumforderung über 4 cm groß, sollte sie operativ entfernt werden, da bei großen Raumforderungen das Risiko des Vorliegens eines Karzinoms massiv erhöht ist. Eine NIH-Konsensus-Konferenz hat das Limit für die Indikation zur Entfernung einer NN-Raumforderung allerdings auf > 6 cm festgelegt.

Pharmakotherapie mit Glucocorticoiden

Folgende Wirkungen der Glucocorticoide werden klinisch ausgenützt:

- Entzündungshemmung
- Immunsuppression
- Antiproliferative Effekte an Lymphozyten
- Reifung des fötalen Lungengewebes
- Suppression der ACTH-Sekretion (kongenitale adrenale Hyperplasie)
- Erniedrigung der Gefäßpermeabilität
- Vermehrung der Thrombozyten im Blut
- Unterdrückung von Brechreiz
- Hemmung der 5'-Dejodase

Zur Behandlung stehen synthetische Cortisolderivate zur Verfügung, die durch Modifikation des Steroidgerüsts (z. B. Fluor-Substitution, Methylierung und/oder Hydroxylierung von C-Atomen), erzeugt werden.
Beispiele: Prednisolon, Methylprednisolon, Fluocortolon (Abb. 10).

Im Vergleich zu Cortisol haben diese:

- eine höhere Affinität für den Glukocorticoidrezeptor
  [Cortisol < Prednisolon < Methylprednisolon < Dexamethason < Fluticason]
- eine geringe/fehlende Wirkung am Mineralocorticoidrezeptor
  [ABER: Fludrocortison ist selektiv für den Mineralocorticoidrezeptor, Verwendung als Mineralcorticoid]
- eine längere Halbwertszeit:

Cortisol	1,5 h
Prednisolon, Methylprednisolon	2,5 h
Triamcinolon, Betamethason, Dexamethason	5 h

- eine geringere Plasmaproteinbindung:
  Triamcinolon, Betamethason, Dexamethason
- einen ausgeprägten First-pass-Effekt:
  Budesonid, Flunisolid, Fluticason-Propionat
  (daher Verwendung in Lokaltherapie)

Therapeutische Anwendung der Glucocorticoide

Einmalige Verabreichung: Die therapeutische Breite (die Sicherheit der Anwendung) ist sehr groß, d. h. es gibt keine limitierenden Nebenwirkungen – hohe Dosen sind anwendbar.

Wiederholte Verabreichung: Wenn die Therapiedauer auf einige Tage beschränkt ist, können bei akuten Krankheitszuständen hohe Dosen wiederholt systemisch verabreicht werden.

Dauertherapie: Die Indikation für eine Dauerbehandlung mit systemisch wirksamen Glucocorticoiden (z. B. Prednison) muss streng gestellt und die kleinstmögliche Dosis gesucht werden. Bei Behandlungsende muss das Präparat durch Dosisverminderung ausgeschlichen werden. Wenn möglich, ist eine lokale Anwendung zu bevorzugen.

Die lokale Applikation kann inhalativ (z. B. Asthma bronchiale), enteral (z. B. Colitis ulcerosa), durch Instillation (z. B. Arthritis) und mit Salben und Cremes (z. B. in der Ophthalmologie und Dermatologie) durchgeführt werden. Im Zug der lokalen Anwendung können systemische Effekte auftreten, die Cortisol-Produktion nimmt ab (= NNR-Suppression). Für die inhalative und enterale Anwendung sollen daher Präparate verwendet werden, die rasch in der Leber (und lokal) abgebaut werden und deshalb eine geringe Bioverfügbarkeit aufweisen (Budesonid, Flunisolid, Fluticason-Propionat).

- Beispiele für Indikationen für systemische Anwendung von Glucocorticoiden:
  - Anaphylaktischer Schock
  - Z. n. Organtransplantation
  - Rheumatoide Arthritis
  - Systemischer Lupus erythematodes
  - Glomerulonephritis
  - Lymphome, lymphatische Leukämie
  - Thyreoiditis
  - Pemphigus
  - Hirnödem (insbesondere das perifokale Hirnödem bei cerebralen Sekundaria)

- Beispiele für Indikationen für lokale Anwendung von Glucocorticoiden:
  - Asthma bronchiale
  - Colitis ulcerosa
  - Neurodermitis
  - Psoriasis
  - Arthritis an einzelnen Gelenken

Hypophyse

A. Luger, K. Kaserer, O. Koperek, W. Marktl, C. Nanoff, W. Schima

Anatomie

Die Hypophyse ist ein etwa 1 cm großes, 600 mg schweres, walzenförmiges Organ, das mit trichterförmigem Stiel (Infundibulum) am Boden des Zwischenhirns hängt. Sie liegt in der Fossa hypophysealis (Sella turcica) des Os sphenoidale (Keilbeins) und ist allseits von Dura umgeben.

Die Hypophyse ist begrenzt (Abb. 1):

- seitlich: Sinus cavernosus (in ihm verlaufen A. carotis interna, N. abducens, sowie am lateralen Rand, N. oculomotorius, N. trochlearis und 2 Hauptäste des N. trigeminus: N. ophthalmicus, N. maxillaris)
- unten und vorne: Sinus sphenoidalis
- unten und hinten: Corpus ossis sphenoidalis und Dorsum sellae
- oben: Diaphragma sellae, Cisterna suprasellaris, Chiasma opticum, 3. Ventrikel

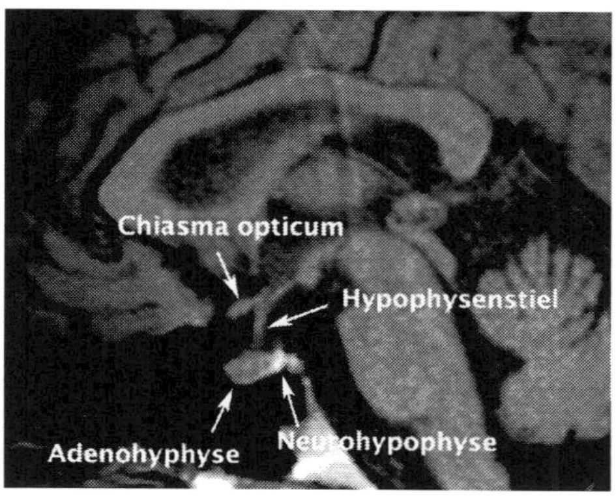

Abb. 1a. MRT der Hypophyse

Die sagittale Schnittführung zeigt die normale Hypophyse und das Chiasma opticum

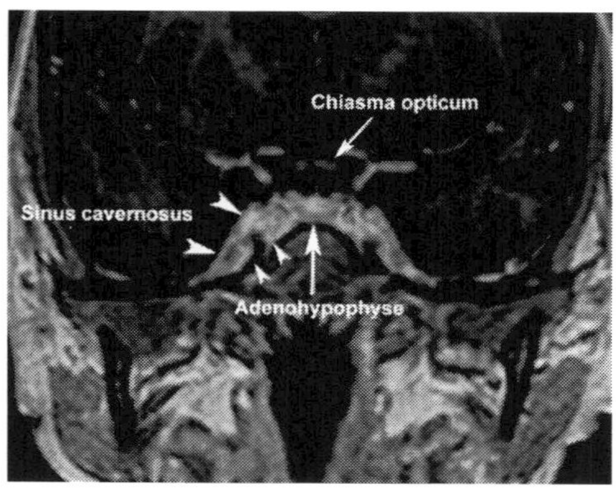

Abb. 1b. MRT der Hypophyse

Die coronale Schichtführung zeigt die normale Hypophyse, das Chiasma opticum und den Sinus cavernosus

Diese topographischen Beziehungen sind von besonderer Bedeutung, da bei raumfordernden Prozessen im Bereich der Hypophyse (meist Adenome) der Sinus cavernosus infiltriert werden kann bzw. der Tumor in die Cisterna suprasellaris einwachsen und das Chiasma komprimiert werden kann. Der operative Zugang zur Hypophyse erfolgt meist über die Nase durch den Sinus sphenoidalis.

Feinbau der Hypophyse

Legt man einen horizontalen oder sagittalen Schnitt durch die Hypophyse, findet man vorne die braune Adenohypophyse und hinten die weiße Neurohypophyse.

Der anterior gelegene Hypophysenvorderlappen (HVL) besteht aus den corticotropen (ACTH-produzierenden), somatotropen (Wachstumshormon, GH), gonadotropen (Gonadotropine: luteinisierendes Hormon [LH], Follikel-stimulierendes Hormon [FSH]), thyreotropen (Thyreotropin, TSH) und Prolaktin-sezernierenden Zellen. Daneben finden sich auch die folliculostellaten Zellen, welche auto- und parakrine Wirkungen vermitteln sowie eine Schlüsselstelle der Kommunikation zwischen endokrinem und Immunsystem darstellen. Die überwiegend lateral gelegenen somatotropen Zellen machen 50 % des HVL aus.

Über die Venen des portalen Kreislaufes der Hypophyse erreichen die hypothalamischen Releasing-Hormone entlang des Hypophysenstiels die Zielzellen des Hypophysenvorderlappens (dementsprechend sind sie aufgrund ihrer niedrigen Konzentration und Verdünnung im großen Kreislauf in der Peripherie meist nicht nachweisbar).

Die Neurohypophyse – Infundibulum und Hypophysen-Hinterlappen (HHL) – besteht aus marklosen Nervenfasern und Gliazellen (Pituizyten).

Die Nervenfasern bilden den Tractus hypothalamo-hypophysealis und transportieren die Sekretionsprodukte Vasopressin und Oxytocin aus den Nuclei supraoptici und paraventriculares in den Hypophysenhinterlappen. Der HHL dient nur als Stapelplatz und Abgabeort der Hormone.

Embryologie

Der HVL ist ektodermalen Ursprungs (Rathke'sche Tasche), der HHL hingegen entstammt dem Diencephalon. Die Organogenese der Hypophyse ist von einer Reihe von Signalmolekülen und Transkriptionsfaktoren abhängig, die die Zelldifferenzierung und -proliferation sowie die Genexpression von Hormonen regulieren. Dabei entwickelt sich aus dem Ektoderm am Dach der Mundhöhle die hypophysäre

Plakode, die in Richtung des Saccus infundibuli des Diencephalons, aus dem sich der HHL entwickelt, wandert. Die Differenzierung der 5 verschiedenen Hormon-produzierenden Zellen des Hypophysenvorderlappens erfolgt aus einer Stammzelle.

Physiologie und Biochemie

Sämtliche Hypophysenhormone unterliegen der Steuerung von hypothalamischen Hormonen: Corticotropin Releasing Hormon (CRH) stimuliert die ACTH-Sekretion, Wachstumshormon Releasing Hormon (GHRH) jene von GH, Gonadotropin Releasing Hormon (GnRH) jene der Gonadotropine LH und FSH und schließlich Thyreotropin Releasing Hormon (TRH) jene von TSH. Eine Besonderheit stellt die Regulation von Prolaktin dar, welches vorwiegend einer inhibierenden hypothalamischen Regulation durch den Neurotransmitter Dopamin unterliegt, darüber hinaus aber durch TRH stimuliert werden kann. Somatostatin ist ein hypothalamisches Peptid, welches die Freisetzung von GH unterdrückt, darüber hinaus aber auch jene von TSH. Zahlreiche Zytokine wie z. B. Interleukin-1, Interleukin-6 und Tumornekrose Faktor-α können sowohl durch Wirkung auf den Hypothalamus als auch auf die Hypophyse die Sekretion der entsprechenden Hormone beeinflussen. Auch Neurotransmitter wie zum Beispiel Acetylcholin und Serotonin sind an der Regulation der Freisetzung der hypothalamischen Releasing-Hormone beteiligt (Abb. 2).

a) Hypothalamus-Hypophysen-Nebennieren-Achse

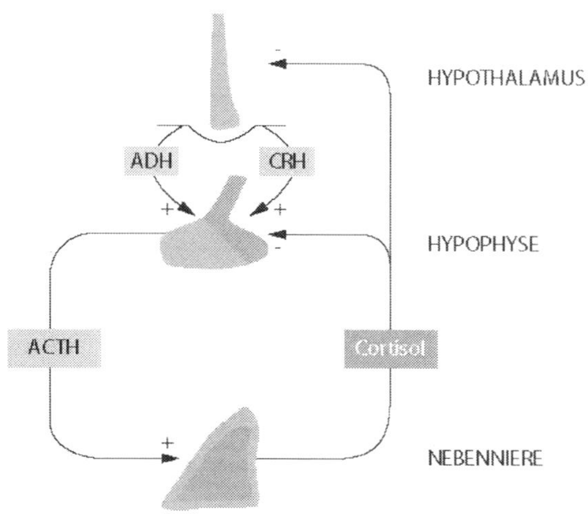

Abb. 2. Hypothalamus-Hypophysen-Nebennieren-Achse

CRH erreicht die corticotropen Zellen des HVL über den hypophysären Portalkreislauf. Die ACTH-Sekretion wird jedoch nicht nur durch CRH, sondern auch durch Vasopressin (ADH) stimuliert. ACTH gelangt über den großen Kreislauf zur Nebennierenrinde, wo es die Freisetzung von Cortisol anregt. Steigende Konzentrationen von Cortisol im Serum bewirken über eine negative Feedback-Inhibierung die Drosselung der hypothalamischen CRH- und der hypophysären ACTH-Sekretion. Dadurch ist eine fein abgestimmte Reaktion des Organismus auf physischen und psychischen Stress gewährleistet, der Körper aber auch gleichzeitig vor einer überschießenden, ungebremsten Cortisol-Freisetzung mit den im Kapitel „Nebenniere" beschriebenen nachteiligen Wirkungen geschützt. Über den Nucleus suprachiasmaticus erfährt die Hypothalamus-Hypophysen-Nebennieren-Achse auch einen ausgeprägten zirkardianen Rhythmus mit maximalen Werten am Morgen kurz vor dem Aufstehen und minimalen, an der Nachweisbarkeitsgrenze gelegenen Werten nachts.

b) Hypothalamus-Hypophysen-Schilddrüsen-Achse

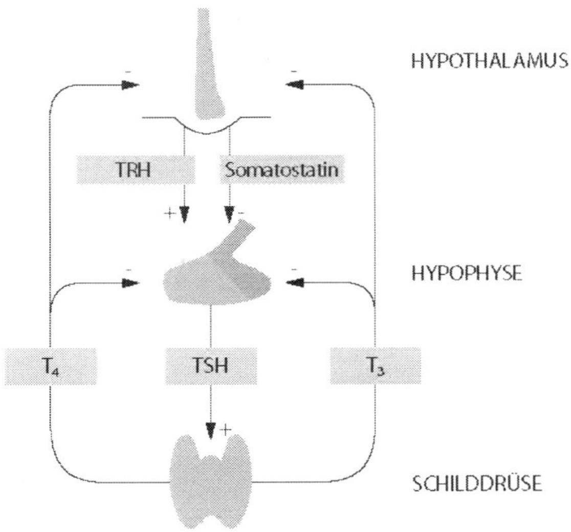

Abb. 3. Hypothalamus-Hypophysen-Schilddrüsen-Achse

TRH erreicht die thyreotropen Zellen des HVL ebenfalls über den hypophysären portalen Kreislauf. Durch Stimulation der thyreotropen Zellen wird TSH freigesetzt, das über den großen Kreislauf die Schilddrüse erreicht und dort die Synthese und Freisetzung von vorwiegend Thyroxin (T_4) und zum geringeren Teil Trijodthyronin (T_3) stimuliert. T_4 wird, wie im Kapitel Schilddrüse dargestellt, peripher zum biologisch wirksamen T_3 dejodiert. T_3 und auch T_4 führen sowohl im Bereich des Hypothalamus als auch im Bereich der Hypophyse zu einer Drosselung der TRH- bzw. TSH-Freisetzung (negative Feedback-Hemmung).

c) Hypothalamus-Hypophysen-IGF-1-Achse

GHRH bewirkt an den somatotropen Zellen des HVL eine Stimulation der GH-Synthese und -Freisetzung, Somatostatin eine Drosselung. Die Freisetzung von GHRH und GH wird weiters durch Ghrelin stimuliert, das in den oxyntischen Zellen des Magens produziert wird und über den großen Kreislauf den Hypothalamus und die Hypophyse erreicht. Ghrelin hat darüber hinaus starke appetitanregende Wirkung, welche über Zellen des Nucleus arcuatus im Hypothalamus vermittelt wird.

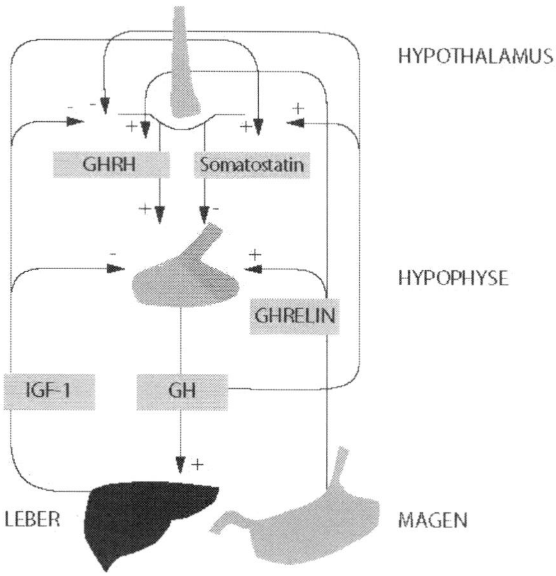

Abb. 4. Hypothalamus-Hypophysen-IGF-1-Achse

GH erreicht über den großen Kreislauf die Leber und stimuliert dort die Produktion von Insulin-like growth factor 1 (IGF-1), das zahlreiche Wirkungen von GH vermittelt. Das zirkulierende IGF-1 ist zum Großteil hepatalen Ursprungs, darüber hinaus spielt die lokale Produktion von IGF-1 mit parakriner Wirkung in zahlreichen Geweben eine entscheidende Rolle. Steigende Konzentrationen von IGF-1 bewirken am Hypothalamus eine Hemmung der GHRH-Produktion und Steigerung der Somatostatin-Produktion, im Bereich der Hypophyse eine Drosselung der GH-Sekretion. Die maximale GH-Sekretion erfolgt nachts.

Stimuli, die die Wachstumshormon-Produktion steigern, können in folgende Kategorien zusammengefasst werden:

- Stimuli, die Stress signalisieren
- Mangel an energiereichen Substraten (Hunger, Arbeit)
- Erhöhung bestimmter Aminosäuren im Plasma

Im Plasma ist Wachstumshormon etwa zur Hälfte an ein Protein gebunden, das der extrazellulären Domäne des Wachstumshormon-Rezeptors entspricht. Der Wachstumshormon-Rezeptor ist ein Mitglied der Cytokin-Rezeptor-Familie.

„Akute" Stoffwechseleffekte von Wachstumshormon:

- Muskulatur: Verminderung der Glukose-Aufnahme
- Fettgewebe: Stimulierung der Lipolyse
- Leber: Stimulierung der Glukoneogenese
- Muskulatur, Fettgewebe und Leber: Insulinresistenz

Wachstumshormon ist Protein-anabol und führt zu einer positiven Stickstoff- und Phosphorbilanz, die „lean body mass" nimmt zu, das Körperfett ab. Wachstumshormon führt zur Freisetzung von IGF-1. Gemeinsam mit IGF-1 vermittelt es Längenwachstum. Vor der Geburt ist die IGF-1-Sekretion unabhängig von kindlichem Wachstumshormon.

Wachstum und Wachstumsphasen

Das Längenwachstum (Knochenwachstum) findet in erster Linie in den Epiphysenfugen (zwischen Schaft und Epiphyse) der langen Röhrenknochen statt. Epiphysenfugen bestehen aus proliferierendem Knorpel, der durch enchondrale Ossifikation vom Schaft her verknöchert. In Zeiten starken Wachstums, wenn die Proliferation des Knorpels sehr stark ist, erscheinen die Epiphysenfugen besonders breit. Vollständige Verknöcherung (= Schluss) der Epiphysenfugen beendet das Wachstum des betreffenden Knochens. Der Epiphysenfugenschluss erfolgt in einzelnen Knochen zu unterschiedlichen Zeitpunkten. Röntgenologisch kann das sog. „Knochenalter" bestimmt werden. Die letzten Epiphysenfugen schließen nach der Pubertät.

Das Wachstum unterliegt hormoneller Steuerung, wobei GH und IGF-1 eine besondere Rolle spielen. Daneben sind auch die Schilddrüsenhormone notwendig, zum Teil über lokale Effekte an den Epiphysenfugen, zum Teil über Wachstumshormon und IGF-1. Die Wirkung kann als permissiv für Proliferation und Differenzierung zusammengefasst werden. Auch Androgene, Östrogene und Insulin sind für ein normales Längenwachstum notwendig, ebenso eine quantitativ und qualitativ ausreichende Ernährung. Androgene und Östrogene führen zu einem pubertären Wachstumsschub, wobei die Wirkung der Androgene auch zumindest zum Teil über Östrogene erfolgen dürfte (Östrogene entstehen aus Androgenen durch die Wirkung von Aromatase, die auch im Epiphysenfugenknorpel nachgewiesen werden konnte). Östrogene sind außerdem für den Schluss der Epiphysenfugen und somit für die Beendigung des Wachstums verantwortlich. Die Östrogeneffekte kommen wahrscheinlich in erster Linie über Stimulierung der GH-IGF-1-Achse zustande. Glucocorticoide hingegen hemmen das Wachstum, zum Teil direkt an den Epiphysenfugen (wo die Chondrozyten Glukocorticoid-Rezeptoren exprimieren), wahrscheinlich über Veränderungen des lokalen IGF-1 Systems, z. T. systemisch. Für die endgültige Körpergröße sind darüber hinaus noch genetische Faktoren verantwortlich. Beim Menschen lassen sich zwei Phasen besonders starken Wachstums unterscheiden, eine erste Phase in der frühen Kindheit, die zum Teil die Fortsetzung des intrauterinen Wachstums ist, und eine zweite in der Pubertät. Nach dieser zweiten Phase erfolgt die Beendigung des Wachstums. Auch innerhalb dieser Wachstumsphasen, besonders in der frühkindlichen, erfolgt das Wachstum nicht kontinuierlich, sondern episodenhaft.

d) Hypothalamus-Hypophysen-Gonaden-Achse

GnRH erreicht über das portale Gefäßsystem der Hypophyse die Gonadotropin-produzierenden Zellen des HVL und stimuliert die Freisetzung von LH und FSH. LH und FSH gelangen über den großen Kreislauf zu den Gonaden. Beim Mann wird durch LH in den Leydig-Zellen des Hodens die Sekretion von Testosteron stimuliert, durch FSH die Spermatogenese. Bei der Frau wird durch LH die Ovulation und durch FSH die Follikelreifung gesteuert. Darüber hinaus wird in den Gonaden auch Aktivin und Inhibin (Glykoproteine, Inhibin besteht aus einer α- und einer β-Untereinheit, Aktivin aus 2 β-Untereinheiten des Inhibin) und Follistatin (monomeres Glykoprotein ohne strukturelle Ähnlichkeit mit Inhibin oder Aktivin) produziert, die zusammen mit Testosteron bzw. Östradiol und den Gestagenen im Bereich des Hypothalamus und der Hypophyse die Freisetzung von GnRH bzw. von LH und FSH regulieren (negativer und positiver Feedback).

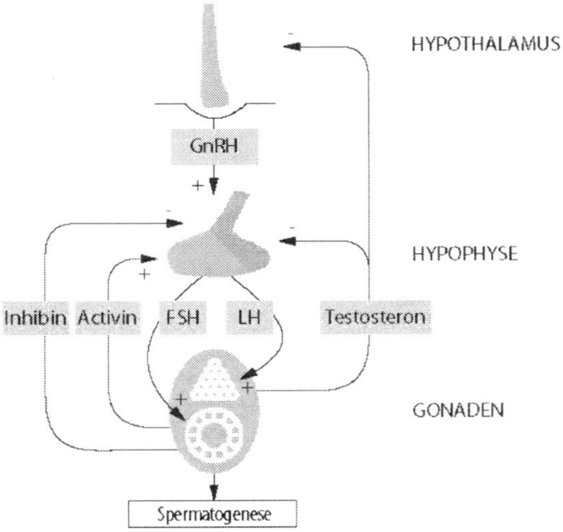

Abb. 5. Hypothalamus-Hypophysen-Gonaden-Achse beim Mann

e) Prolaktin

wird, wie oben angeführt, durch Dopamin in seiner Freisetzung gehemmt und durch TRH stimuliert. Über die physiologische Funktion von Prolaktin ist wenig bekannt, bei Frauen ist es für die Laktation erforderlich.

f) Adiuretin

(**Anti-Diuretisches-Hormon**, **ADH**, auch **Vasopressin**) ist ein Peptidhormon, das in den Neuronen der Nuclei paraventricularis und supraopticus des Hypothalamus gebildet wird. Durch axo-plasmatischen Transport gelangt es in den HHL, von wo es bei Bedarf ausgeschüttet wird.

Die wesentlichen Stimuli für die Freisetzung von ADH sind: 1. Hyperosmolalität (normal in einem Bereich von 290 bis 300 mosm/kg H_2O) und 2. Hypovolämie. Die Osmolalität wird durch zentral gelegene Osmorezeptoren und das Plasmavolumen durch Dehnungsrezeptoren am linken und rechten Vorhof gemessen. Stress, Angst, Erbrechen und sexuelle Erregung steigern die ADH-Ausschüttung, wohingegen Alkohol sie hemmt. ADH bewirkt vorwiegend an den Sammelrohren der Nieren die Rückresorption von Wasser. Dies geschieht durch einen cAMP-/Proteinkinase-A-abhängigen Einbau von Aquaporin 2 in die luminale Zellmembran des Tubulus-Epithels. In hohen Konzentrationen wirkt ADH vasokonstriktorisch. Dieser Effekt zeigt sich vor allem an den Kapazitätsgefäßen, wodurch der zentrale Venendruck gesteigert werden kann.

g) Oxytocin
spielt eine Rolle beim Geburtsvorgang, beim Säugen und während des Geschlechtsverkehrs und ist offenbar auch an der Entwicklung von sozialen Bindungen beteiligt. Seine Freisetzung wird durch taktile Reize im Bereich der Brust und der weiblichen Geschlechtsorgane stimuliert.

Pulsatile Freisetzung der Hormone des Hypothalamus und HVL
Die Freisetzung der hypothalamischen und hypophysären Hormone erfolgt zum Großteil nicht kontinuierlich, sondern pulsatil, d. h. auf Phasen der Freisetzung (Pulse oder Spikes) folgen unterschiedlich lange Pausen. Für GnRH und GHRH beträgt der Abstand zwischen zwei Pulsen 90–180 Minuten, bei CRH sind die Intervalle kürzer. Viele der Funktionen der Hypothalamus-Hypophysen-Endorgan-Achsen sind auf diese Pulsatilität angewiesen. Bei konstant hohen Konzentrationen von GnRH wird durch Rezeptor-Down-Regulation die Freisetzung der Gonadotropine LH und FSH inhibiert. Diesen Effekt macht man sich bei der Therapie von hormonabhängigen Tumoren (z. B. Prostatakarzinom und Ovarialkarzinom) durch lang wirksame GnRH-Analoga zunutze (Applikation einmal monatlich bzw. alle 3 Monate), die anhaltend hohe GnRH-, aber niedrige LH- und FSH- und damit Sexualsteroid-Konzentrationen bewirken (medikamentöse Kastration). Darüber hinaus sind die meisten hypothalamischen und hypophysären Hormone zahlreichen anderen Einflüssen unterworfen (wie z. B. dem Schlaf-Wach-Rhythmus, Stress, Körpergewicht, Medikamenten).

Chemische Struktur der Hormone des Hypothalamus und der Hypophyse
Biochemisch handelt es sich bei den hypothalamischen Hormonen um Peptide, deren carboxyterminales Ende amidiert ist. TRH ist ein Tripeptid, GnRH ein Dekapeptid, Somatostatin ein Peptid mit 14 Aminosäuren, die zuletzt identifizierten hypothalamischen Releasing-Hormone GHRH und CRH sind Peptide mit 44 bzw. 41 Aminosäuren (Tab. 1).

Tab. 1. Hypothalamische Hormone

A) HVL-regulierend

Thyreotropin Releasing Hormon

Pyro	Glu	His	Pro	NH_2

Gonadotropin Releasing Hormon

Pyro	Glu	His	Trp	Ser	Tyr	Gly	Leu	Arg	Pro	Gly	NH_2

Corticotropin Releasing Hormon

H	Ser	Gln	Glu	Pro	Pro	Ile	Ser	Leu	Asp	Leu	Thr	Phe	His	
													Leu	
	Leu	Gln	Asp	Ala	Lys	Thr	Met	Glu	Leu	Val	Glu	Arg	Leu	
	Ala													
	Gln	Gln	Ala	His	Ser	Asn	Arg	Lys	Leu	Leu	Asp	Ile	Ala	NH_2

Growth Hormone Releasing Hormon

Tyr	Ala	Asp	Ala	Ile	Phe	Thr	Asn	Ser	Tyr	Arg	Lys	Val
												Leu
Met	Ile	Asp	Gln	Leu	Leu	Lys	Arg	Ala	Ser	Leu	Gln	Gly
Ser												
Arg	Gln	Gln	Gly	Glu	Ser	Asn	Gln	Glu	Arg	Gly	Ala	Arg
												Ala
										NH_2	Leu	Arg

Somatostatin

H	Ala	Gly	Cys	Lys	Asn	Phe	Phe	Trp	Lys	Thr	Phe	Thr	Ser	Cys	OH
			└					S		S				┘	

B) Hypothalamus – HHL

Vasopressin

Cys	Tyr	Phe	Glu	Asn	Cys	Pro	Arg	Gly	NH_2
└	S		S		┘				

Oxytocin

Cys	Tyr	Ile	Glu	Asn	Cys	Pro	Leu	Gly	NH_2
└	S		S		┘				

GH und Prolaktin sind Proteohormone mit 191 bzw. 199 Aminosäuren und 16 % Strukturhomologie, ACTH ein Peptidhormon mit 39 Aminosäuren. Bei der Synthese wird zuerst eine hochmolekulare Vorstufe gebildet, aus der (Prä-Pro-Hormon) durch gewebsspezifische limitierte Proteolyse die aktiven Peptidhormone freigesetzt werden (Abb. 6). LH, FSH und TSH sind Glykoproteine mit identer α-Kette, aber unterschiedlicher β-Kette (bindet an Rezeptor). Auch das Choriongonadotropin der Plazenta verfügt über eine idente α-Kette. Die Hormone der Neurohypophyse, Vasopressin und Oxytocin, sind Nonapeptide mit einer Disulfid-Brücke, die sich lediglich durch zwei Aminosäuren unterscheiden.

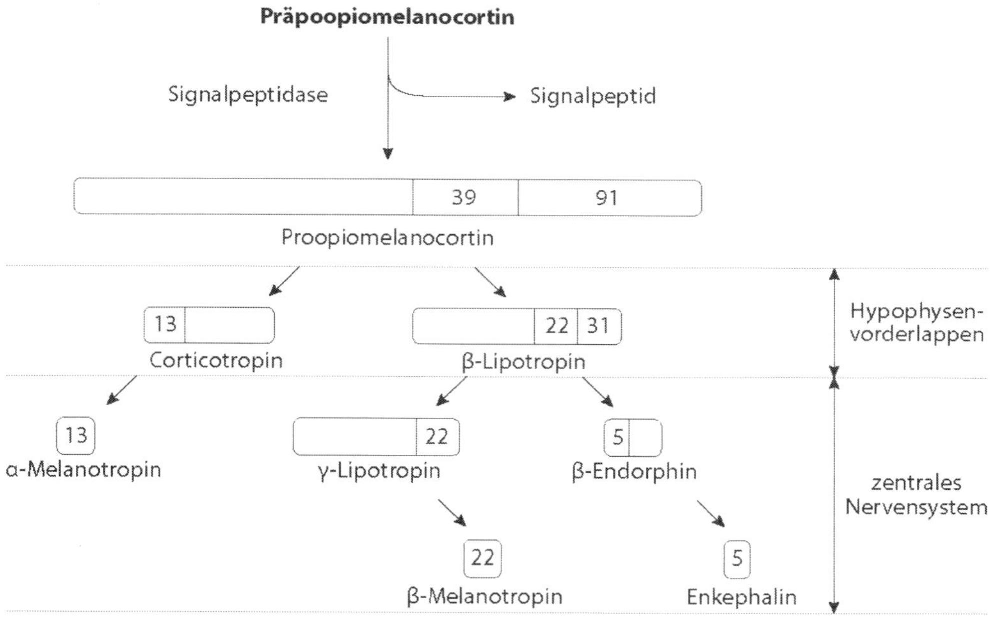

Abb. 6. Proopiomelanocortin (POMC) ist die gemeinsame Vorstufe von:

- Corticotropin (ACTH)
- α-Melanotropin
- β-Lipotropin
- β-Endorphin
- γ-Lipotropin
- β-Melanotropin
- Enkephalin

Die Proteolyse erfolgt gewebsspezifisch in Hypophyse und ZNS
Hypophyse: Corticotropin, β-Lipotropin
ZNS: α-Melanotropin, β-Endorphin, γ-Lipotropin, β-Melanotropin, Enkephalin

Klinik

Erkrankungen der Hypophyse können sich durch Hormonüberfunktion oder -unterfunktion manifestieren. Das morphologische Korrelat der Hypophysenüberfunktion stellen sekretorische Hypophysen-Adenome dar.

Pathologisch anatomische Ursachen der Unterfunktion sind:

- nicht sekretorische Hypophysen-Adenome (unter ihrem Druck atrophiert das funktionelle präexistente Hypophysengewebe)
- Sheehan Syndrom (postpartale Hypophysennekrose)
- Empty Sella-Syndrom – (hernienartige liquorgefüllte Ausweitung des Subarachnoidalraums in die Sella)
- Hypothalamische supraselläre Tumore (z. B. Kraniopharyngeom, Gliome, Chordom, Keimzelltumore, ...)
- sowie Metastasen, Hypophysitis, Infektionen, Sarkoidose, Bestrahlung, postoperativ, Traumata

Hypophysen-Adenome stellen autonome Proliferationen der Zellen des HVL dar und machen etwa 10 % aller intrakraniellen Tumore aus. Sie entstehen wahrscheinlich durch eine primäre hypothalamische Dysregulation oder als Folge von Onkogenmutationen und sind auch im Rahmen des sehr seltenen MEN-I-Syndroms (siehe medulläres Schilddrüsen-Karzinom) zu beobachten.
Biologisch verhalten sie sich praktisch immer gutartig, jedoch zeigt ein Drittel der Tumore invasives Wachstum.
Entsprechend ihrer Größe werden sie als Mikro- (< 10 mm) bzw. Makro- (> 10 mm) Adenome klassifiziert. Eine weitere Klassifizierung erfolgt nach dem Sekretionsprodukt. Nicht selten besteht keine Funktionsstörung, z. B. bei kleinen, hormonell inaktiven Adenomen.
Inzidentalome der Hypophyse, also Raumforderungen, die zufällig bei bildgebenden Verfahren, welche aus anderer Ursache durchgeführt wurden, diagnostiziert wurden, finden sich bei etwa 10 % der gesunden Bevölkerung. Große Autopsieserien haben Veränderungen im Bereich der Hypophyse bei bis zu 27 % aller Menschen gezeigt, diese waren jedoch meist symptomlos.
Die häufigsten Tumore sind die endokrin-inaktiven und die Prolaktin produzierenden Adenome. Sie kommen etwa gleich häufig vor und machen zusammen etwas mehr als 50 % aller Hypophysen-Adenome aus (Abb. 8).

Bildgebende Diagnostik

Die Kontrastmittel-verstärkte MRT ist die Standardmethode zum Nachweis von Hypophysen-Adenomen, sie ist der CT deutlich überlegen. Wichtig ist es, bei Verdacht auf Hypophysenadenom eine dedizierte MR-Untersuchung der Hypophyse durchzuführen, da eine „normale" MRT des Gehirns die Hypophyse nicht mit der erforderlichen Auflösung darstellt. Vorteile der MRT gegenüber der CT sind der hohe Gewebskontrast und die Möglichkeit, in dynamischen KM-verstärkten Serien auch kleine Adenome nachzuweisen, die kaum raumfordernd sind, sich jedoch aufgrund der unterschiedlichen Vaskularisation vom Hypophysengewebe abgrenzen. Außerdem kann die MRT die Tumorausdehnung (Infiltration in den Sinus cavernosus, Kompression des Chiasma opticum etc.) für die Operationsplanung darstellen.

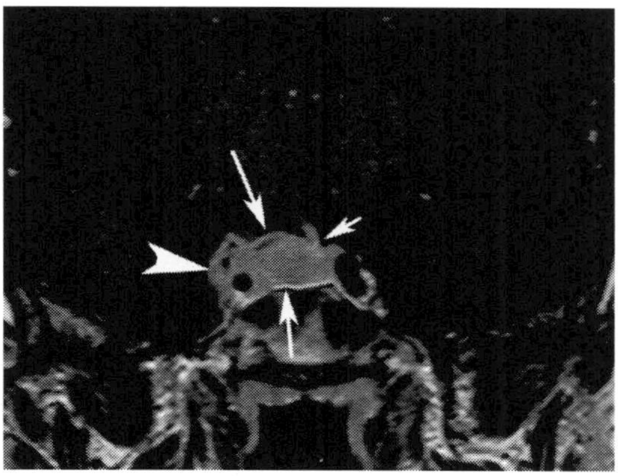

Abb. 7. Die KM-verstärkte MRT (in coronaler Ebene) zeigt eine großes rechtsseitiges Prolaktinom (Pfeile), das den Hypophysenstiel nach links verlagert (kleiner Pfeil). Infiltration des rechten Sinus cavernosus (Pfeilspitze).

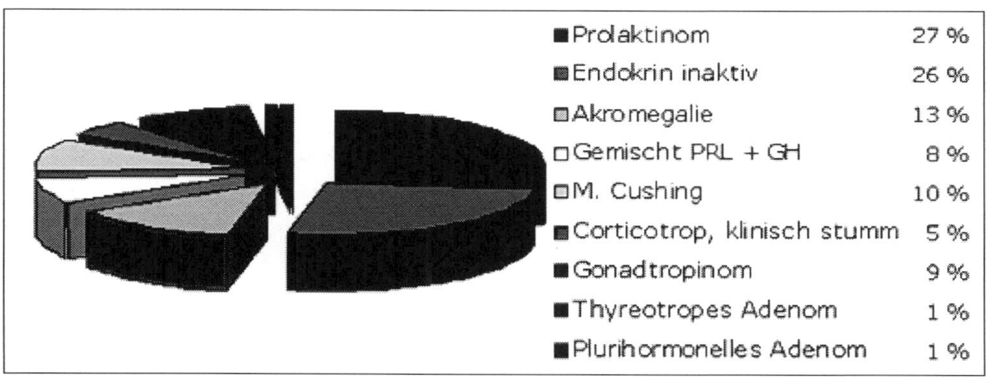

Abb. 8. Häufigkeit von Hypophysen-Adenomen
(nach Horvath/Kovacs (1998): Williams Textbook of Endocrinology)

A) Erkrankungen mit Überfunktion einer HVL-Partialfunktion

a) Prolaktinome (Prolaktin-produzierende Adenome)

Symptome

Infertilität, Regelanomalie, sekundäre Amenorrhoe, Libidoeinschränkung und Impotenz, selten Galaktorrhoe. Osteopenie bzw. Osteoporose sind wohl vorwiegend auf den durch PRL hervorgerufenen sekundären Hypogonadismus zurückzuführen. Häufig treten klinische Symptome aber erst auf, wenn die Größe des Adenoms eine Beeinträchtigung anderer HVL-Partialfunktionen bzw. eine Gesichtsfeldeinschränkung oder Cephalea hervorruft.

Diagnose

Während Serum-Prolaktin-Konzentrationen über 200 ng/ml nahezu immer auf ein Prolaktin produzierendes Hypophysen-Adenom zurückzuführen sind, sind Werte bis 50 ng/ml (Referenzbereich 4–24 ng/ml) meistens durch andere Ursachen hervorgerufen (Tab. 2). Anzumerken ist hier, dass Prolaktin ein Stresshormon ist und die Prolaktininkretion auch durch Stress gesteigert wird. Bei der Anamnese muss immer gezielt nach der Einnahme von oralen Kontrazeptiva und Psychopharmaka gefragt werden.

Tab. 2

Hyperprolaktinämie – mögliche Ursachen, außer Prolaktinom
• Hypo- und Hyperthyreose
• Gestörte Nierenfunktion
• Östrogene, Schwangerschaft
• Hypophysenstiel-Phänomen (fehlende Suppression durch Dopamin)
• Psychopharmaka A) Neuroleptika – Phenothiazin-Derivate: Triflupromazin (Psyquil®), Levomepromazin (Nozinan®), Dixyracin (Esucos®), Thioridazin (Melleril®) – Butyrophenon-Derivate: Haloperidol (Haldol®) – Thioxanthen-Derivate: Chlorprothixen (Truxal®), Zuclopenthixol, (Cisordinol®) – Sulpirid (Dogmatil®) – Atypische Antipsychotika (Risperidon, Risperdal®, selten Olanzapin: Zyprexa®) B) Antidepressiva: Effekt nicht typisch für alle Vertreter dieser Substanzklassen – Tri- und tetrazyklische Antidepressiva – MAO-Hemmer – SSRI (selten)

- andere Medikamente
  - Antiemetika (Metoclopramid, Domperidon)
  - H2-Blocker (Cimetidin)
  - Calcium-Antagonisten (Verapamil)
  - Opiate
  - Antihypertensiva (Reserpin, α-Methyldopa)

Therapie

Zur Therapie von Prolaktinomen steht eine Reihe von Dopamin-Agonisten zur Verfügung (Tab. 3).

Tab. 3. Prolaktinom-Hyperprolaktinämie-Therapie

Therapie der 1. Wahl	Therapie der 2. Wahl
Medikamentös – Dopamin-Agonisten • Ergotalkaloide: – Cabergolin (Dostinex®) – Bromokryptin (Parlodel®, Umprel®) – Lisurid (Dopergin®) – Pergolid (Permax®) • Quinolon-Derivat: – Quinagolid (Norprolac®)	**Operation, Radiotherapie**

Diese führen nicht nur zu einer Senkung bzw. Normalisierung der Serum-Prolaktinkonzentration, sondern in den allermeisten Fällen auch zu einer signifikanten Größenreduktion des Tumors.

b) Akromegalie

Symptome

Neben der namengebenden Größenzunahme von Händen, Füßen, Kinn, Nase und Stirnhöhlen findet sich sehr häufig auch eine Größenzunahme innerer Organe, Schwitzen und Tieferwerden der Stimme. Da sich die Symptome aber häufig sehr langsam entwickeln, werden sie von den Patienten und ihrer Umgebung häufig nicht oder erst sehr spät bemerkt. Auch das kardiovaskuläre System ist häufig durch Hypertonie und Herzinsuffizienz betroffen. Bei den durch Akromegalie hervorgerufenen Stoffwechselstörungen sind die gestörte Glukosetoleranz bzw. Diabetes mellitus sowie die häufige Assoziation mit Schilddrüsenerkrankungen zu erwähnen.

Diagnose

Aufgrund der zahlreichen Faktoren, die die Serum-Konzentration von GH beeinflussen (Tageszeit, Ernährungszustand, Alter, Medikamente, Stress), ist zur Diagnose der Akromegalie meistens ein dynamischer Test erforderlich. Dabei ist der Glukosesuppressions-Test am weitesten etabliert. Wie beim oralen Glukose-Toleranztest werden 75 g Glukose oral verabreicht und die Serum-GH-Konzentration vor sowie 30, 60, 90 und 120 Minuten nach Glukoseaufnahme gemessen. Bei gesunden Personen wird dabei die GH-Konzentration unter 0,4 ng/ml supprimiert, dieser Wert definiert auch die Heilung einer Akromegalie. Das in der Leber unter dem Einfluss von GH gebildete IGF-1 hat zwar eine wesentlich längere Halbwertszeit als GH, ist als alleiniger Parameter zur Diagnose einer Akromegalie jedoch meist nicht geeignet.

Therapie

Die Therapie der Akromegalie ist in erster Linie die transsphenoidale Resektion des Hypophysen-Adenoms. Als medikamentöse Alternativen bzw. bei fehlender Heilung nach einem operativen Eingriff stehen die Somatostatin-Analoga Octreotid (Sandostatin LAR®), Lanreotid (Somatuline Autogel®) und Pasireotid (Signifor®) sowie der GH-Antagonist Pegvisomant (Somavert®) zur Verfügung. Diese sind jedoch häufig nur in Kombination in der Lage, GH in den Normalbereich zu supprimieren. Die Nebenwirkungen der Somatostatin-Analoga betreffen in erster Linie den Gastrointestinaltrakt (Übelkeit, Durchfall, Bauchschmerzen) und den Kohlenhydrat-Stoffwechsel (insbesondere Pasireotid kann zu Hyperglykämien und Manifestation eines Diabetes mellitus führen).Sie sind häufig vorübergehend und resultieren aus den vielfältigen Effekten von Somatostatin auf Pankreas- und Darm-Hormone. Es besteht auch ein erhöhtes Risiko für Gallensteine. Auch Dopamin-Agonisten (siehe Prolaktinom) senken die Serum-GH-Konzentrationen bei Akromegalie, allerdings in einem geringeren Ausmaß als Somatostatin-Analoga. Im Gegensatz zum Prolaktinom beeinflusst die medikamentöse Therapie der Akromegalie die Tumorgröße meistens aber nur gering (Somatostatin-Analoga, Dopamin-Agonisten) oder gar nicht (GH-Antagonisten). Alternativ stehen zur Behandlung der Akromegalie auch radiochirurgische Verfahren (Gamma-Knife, Linearbeschleuniger) zur Verfügung. Aufgrund der deutlich erhöhten Morbidität und Mortalität, die vorwiegend auf kardiovaskuläre Ursachen zurückzuführen ist, muss bei Patienten mit Akromegalie jedenfalls eine Normalisierung der GH-Werte angestrebt werden.

c) Morbus Cushing

Symptome

Die Symptome des Morbus Cushing unterscheiden sich nicht von jenen des Cushing-Syndroms, das durch Erkrankungen der Nebenniere hervorgerufen wird (siehe S. 53).

Diagnose

Labordiagnostik

Aufgrund der starken zirkadianen Schwankungen von Cortisol mit maximalen Werten am Morgen und sehr niedrigen nachts sowie des raschen Anstiegs von ACTH und Cortisol bei Stress (psychischem ebenso wie physischem) sind meist dynamische Tests erforderlich.

a) Als Suchtest hat sich der **Dexamethason-Kurztest** (1 mg Dexamethason um 23.00 Uhr, Kontrolle von Serum-Cortisol am nächsten Tag um 08.00 Uhr) durchgesetzt. Bei Gesunden wird durch den negativen Feedback ACTH und damit auch Cortisol supprimiert (normal: Cortisol $< 1{,}8$ μg/dl).

b) **Cortisol-Exkretion** im 24 h-Harn

c) An manchen Zentren ist auch die Bestimmung der Serum- oder Speichelkonzentration von Cortisol um 23.00 oder 24.00 Uhr etabliert, allgemein akzeptierte Grenzwerte gibt es jedoch keine.

d) **CRH-Test**: Verabreichung des physiologischen hypothalamischen Releasing-Hormons für ACTH (CRH in supraphysiologischer Dosis von 100 μg, bzw. 1 μg/kg Körpergewicht) und Kontrolle der Plasma-ACTH- und Serum-Cortisol-Werte nach 30, 60, 90 und 120 Minuten. Dieser Test wird auch zur Differentialdiagnose einer hypothalamisch-hypophysären vs. adrenalen NN-Insuffizienz herangezogen (Interpretation siehe Tab. 4).

Tab. 4. CRH-Test: Diagnose von NNR-Über- und Unterfunktion

	ACTH	Cortisol
Morbus Cushing (zentrales Cushing-Syndrom)	↑	↑
NN-Cushing	↓	↑
Ektopes Cushing-Syndrom (paraneoplastisch)	↑–↑↑↑	↑
Hypothal./Hypophys. NNR-Insuffizienz	↓	↓
primäre NNR-Insuffizienz	↑↑↑	↓

e) Den goldenen Standard zur Differenzierung von zentralem vs. ektopem Cushing-Syndrom stellt der **Liddle-Test** dar, eine lange Version des Dexamethason-Kurztests. Es werden über 2 Tage 4 x 0,5 mg Dexamethason und über 2 weitere Tage 4 x 2 mg Dexamethason oral verabreicht und die Cortisolausscheidung im 24-Stunden-Harn sowie die Serum-Cortisol-Konzentration am 3. und 5. Tag morgens gemessen. Beim M. Cushing (zentral) wird die Cortisol Produktion durch die höhere Dexamethason-Dosis unterdrückt.

f) **Sinus-petrosus-Sampling**: gelegentlich ist zur Unterscheidung zwischen zentralem oder ektopem Cushing auch ein Sinus-petrosus-Sampling erforderlich. Dabei werden über die Femoralgefäße links und rechts Katheter bis in den Sinus petrosus inferior, in den das Blut der Hypophyse drainiert wird, vorgebracht und auf mehreren Etagen unter und über dem Zwerchfell Blutabnahmen für die Bestimmung von ACTH durchgeführt. Sodann wird vor und nach Verabreichung von CRH ACTH bestimmt und so die Zuordnung zentral-peripher und, wenn zentral, linke oder rechte Hypophysen-Hemisphäre getroffen. Dies ist deshalb von Bedeutung, da ACTH-produzierende Hypophysen-Adenome häufig sehr klein sind und auch durch eine dynamische MRT mit einem Auflösungsvermögen von 2–3 mm nicht nachgewiesen werden können.

Therapie

Aufgrund der massiv erhöhten Morbidität und Mortalität ist auch beim Cushing-Syndrom eine Heilung des Hypercortisolismus jedenfalls dringend und rasch erforderlich. Therapie der ersten Wahl ist beim Morbus Cushing die transsphenoidale Entfernung des Hypophysen-Adenoms. Wird durch die Operation keine Heilung erzielt, stellen die medikamentöse Hemmung der Cortisol-Sekretion bzw. -Wirkung sowie die bilaterale Adrenalektomie alternative Therapieoptionen dar. Auch bei inoperablen Patienten bzw. zur Vorbereitung zur Operation kann durch medikamentöse Therapie die Cortisol-Überproduktion gedrosselt werden. Dies ist durch Hemmer der Glukocorticoid-Synthese Ketokonazol (Ketoconazole HRA®) und Metyrapon

(Metopiron®), das Somatostatin-Analogon Pasireotid (Signifor®), das auch die ACTH Sekretion hemmt und das adrenolytisch wirksame Mitotan (Lysodren®) möglich. Cabergolin (Dostinex®) hemmt auch die ACTH Freisetzung und findet bei der Behandlung des M. Cushing gelegentlich Anwendung. Mifepriston (Mifegyne®), das nicht nur ein Gestagen-Antagonist, sondern auch ein Glucocorticoid-Antagonist ist, hemmt die Glucocorticoidwirkung.

d) Glykoprotein-produzierende Tumore

(TSH-ome, Gonadotropinome)

Diese seltenen Hypophysen-Tumore manifestieren sich meist erst durch Insuffizienz von HVL-Partialfunktionen, wenn sie eine bestimmte Größe erreicht haben, bzw. durch Gesichtsfeld-Ausfälle oder Cephalea. TSH-produzierende Tumore können auch Zeichen der Hyperthyreose hervorrufen. Die Therapie der ersten Wahl stellt jeweils die operative Entfernung der Adenome dar. Die medikamentöse Therapie ist meist wenig erfolgreich, alternativ steht die Strahlentherapie zur Verfügung.

B) Insuffizienz von HVL-Partialfunktionen

Der Ausfall von HVL-Partialfunktionen erfolgt unabhängig von der zugrunde liegenden Ursache meist in einer charakteristischen Reihenfolge, wobei die gonadotrope und somatotrope Partialfunktion zuerst betroffen sind und die thyreotrope und corticotrope Partialfunktion zuletzt. Häufig sind die Funktionen des HHL ausgespart.

a) Gonadotrope Insuffizienz

Symptome

Die gonadotrope Insuffizienz manifestiert sich durch Abfall von Libido und Potenz sowie sekundärer Amenorrhoe und Infertilität bei Frauen im gebärfähigen Alter, weiters Verlust der Sekundärbehaarung. Bei Männern kommt es durch Testosteronmangel darüber hinaus zur Abnahme der Muskelmasse und Zunahme der Fettmasse, vermindertem Bartwuchs, sowie Hodenatrophie. Bei Kindern fehlt der Eintritt in die Pubertät.

Diagnose

Zur Diagnose einer gonadotropen Insuffizienz sind keine Stimulationstests erforderlich. Die typische Befundkonstellation besteht aus niedrigen Serum-Konzentrationen der Sexualsteroide (Östradiol und Progesteron oder Testosteron) **und** der gonadotropen Hormone (LH und FSH).

Therapie

Die Therapie der gonadotropen Insuffizienz besteht bei Frauen bis zum 55. Lebensjahr in einer Substitution von Östrogen/Gestagen, bei Männern in der lebenslangen Substitution von Testosteron (beim Mann gibt es keine Andropause, die Serum-Konzentration von Testosteron nimmt ab der 6. Dekade um etwa 1 %/Jahr ab). Da es unter Testosteron-Therapie meistens auch zu Hodenatrophie und unzureichender Spermatogenese kommt, ist bei Kinderwunsch meist eine Stimulation mit LH und FSH in Kombination mit HCG notwendig.

b) Somatotrope Insuffizienz

Symptome

Abnahme der Muskelmasse und Knochenmineraldichte sowie Zunahme der Fettmasse, weiters Abnahme der Leistungsfähigkeit und Lebensqualität sowie ungünstiges kardiovaskuläres Risikoprofil. Bei Kindern besteht zudem vermindertes Längenwachstum.

Diagnose

Eine somatotrope Insuffizienz kann nur durch dynamische Tests gesichert werden. Hierzu eignet sich der Insulin-Hypoglykämie-Test (0,1–0,15 E Normalinsulin intravenös, Kontrolle der Blutzucker- und GH-Werte alle 15 Minuten; es ist das Erreichen eines Blutzuckerwertes von < 40 mg/dl erforderlich). Alternativ dazu kann eine somatotrope Insuffizienz durch die Verabreichung des hypothalamischen GHRH in Kombination mit Arginin (das die Suppression von Wachstumshormon durch Somatostatin hemmt) nachgewiesen werden. Ein schwerer GH-Mangel liegt vor, wenn beim Insulin-Hypoglykämie-Test die maximale GH-Konzentrationen unter 3 ng/ml bleibt, im GHRH-Arginin-Test werden in Abhängigkeit vom body mass index unterschiedliche Grenzwerte postuliert.

Therapie

Ein schwerer GH-Mangel stellt die Indikation zur GH-Substitutions-Therapie auch bei Erwachsenen dar, die bislang nur durch subkutane Verabreichung von Wachstumshormon 1 x tägl. erfolgen kann. Zur Dosisanpassung wird ein im alters- und geschlechtsspezifischen Referenzbereich gelegener IGF-1-Wert angestrebt.

c) Thyreotrope Insuffizienz

Symptome

Die Symptome einer Hypothyreose im Rahmen einer thyreotropen Insuffizienz unterscheiden sich nicht von jenen einer primären Hypothyreose: Gewichtszunahme, Müdigkeit, Kälteempfindlichkeit, Konzentrationsschwäche, Obstipation, spröde und brüchige Nägel, Ausfall der lateralen Augenbrauen, kalte schuppende Haut, Ödeme und Myopathie.

Diagnose

Zur Diagnose ist kein Stimulationstest notwendig, niedrige basale Konzentrationen von freiem T_4 und T_3 bei gleichzeitig niedrigem TSH erlauben die Diagnose einer sekundären Hypothyreose.

Therapie

Die Therapie erfolgt wie bei der primären Hypothyreose durch tägliche Verabreichung von L-Thyroxin morgens auf nüchternen Magen (50–200 μg). Die Bestimmung der TSH-Konzentration ist jedoch bei der sekundären (hypothalamisch-hypophysär bedingten) Hypothyreose zur Dosisanpassung der Substitutionstherapie ungeeignet.

d) Corticotrope Insuffizienz

Symptome

Die Symptome der corticotropen Insuffizienz entsprechen jenen der primären Nebenniereninsuffizienz mit Ausnahme der fehlenden Hyperpigmentierung, da es zu keiner gesteigerten Freisetzung von α-MSH kommt (das wie ACTH aus dem Vorläufer-Hormon Proopiomelanocortin abgespalten wird). Die Symptome bestehen aus Müdigkeit, Hypotonie, Gewichtsabnahme, Abnahme der Leistungsfähigkeit, Dehydratation, Elektrolyt-Entgleisung (Hyperkaliämie, Hyponatriämie, Hyperkalzämie) sowie gastrointestinalen Symptomen mit Übelkeit und Diarrhoe. Blutbildveränderungen manifestieren sich durch Eosinophilie, selten kommt es bei isolierter corticotroper Insuffizienz auch zu Hypoglykämie, dies ist häufiger bei gleichzeitig bestehender somatotroper Insuffizienz.

Diagnose

Zur Diagnose einer corticotropen Insuffizienz ist meist ein Stimulations-Test erforderlich, nur sehr niedrige an oder unter der Nachweisbarkeitsgrenze liegende Serum-Cortisol- bei gleichzeitig niedrigen ACTH-Konzentrationen am Morgen beweisen eine corticotrope Insuffizienz. Als Stimulations-Test eignet sich der ACTH-Test mit Verabreichung von $ACTH_{1-24}$ in weit supraphysiologischer Dosierung von 250 µg und Messung der Serum-Cortisol-Konzentration vor, sowie 30 und 60 min nach ACTH. Die Diagnose kann auch durch Verabreichung einer pharmakologischen Dosis von CRH (100 µg bzw. bei Personen über 100 kg 1 µg/kg Körpergewicht) und Messung von ACTH und Cortisol vor, sowie 30, 60, 90 und 120 min nach Verabreichung von CRH (Interpretation siehe auch Tab. 4) gesichert werden. Alternativ kann eine corticotrope Insuffizienz auch durch den Insulin-Hypoglykämie-Test nachgewiesen werden (Durchführung wie beim Nachweis der somatotropen Insuffizienz, siehe dort). Eine corticotrope Insuffizienz liegt jeweils vor, wenn die Serum-Konzentration von Cortisol nicht über 18 µg/dl gesteigert werden kann, beim CRH-Test und Insulin-Hypoglykämie-Test sollte darüber hinaus ACTH um mehr als 50 % stimulierbar sein.

Therapie

Die Therapie der corticotropen Insuffizienz erfolgt durch Substitution mit dem physiologischen Glucocorticoid Cortisol (= Hydrocortison). Dieses ist zu über 90 % bioverfügbar, sodass eine Dosierung von 10–30 mg bei den meisten Patienten ausreichend ist, wobei der Großteil der Dosis (etwa $^2/_3$) am Morgen und der Rest am Nachmittag verabreicht werden sollte (siehe Kapitel Nebennieren).

C) Insuffizienz von HHL-Funktionen

Diabetes insipidus

Symptome

Der komplette Diabetes insipidus ist durch Harnmengen von bis zu 20 Litern pro Tag gekennzeichnet. So lange diese Flüssigkeitsmenge ersetzt werden kann, treten keine gravierenden Symptome in Erscheinung. Sobald dies jedoch nicht gewährleistet ist (kleine Kinder, alte Menschen, schwere interkurrente Erkrankungen) kommt es zu schweren Dehydratationserscheinungen mit Gefahr von Koma und Tod.

Diagnose

Zur Sicherung der Diagnose eignet sich der Durst-Versuch. Dabei darf ab Mitternacht keine Flüssigkeit mehr aufgenommen werden. Ab 08.00 Uhr in der Früh wird stündlich Körpergewicht, Harnvolumen, Hämatokrit, Serum- und Harn-Osmolalität sowie die Serum-Konzentration von Natrium gemessen. Bei Vorliegen eines Diabetes insipidus kommt es zu einem Anstieg der Serum-Natrium-Konzentration, der Serum-Osmolalität und des Hämatokrits bei gleich bleibenden Harnmengen und unveränderter Harn-Osmolalität. Der Durst-Versuch wird abgebrochen, wenn 3 % des Körpergewichts oder mehr abgenommen wurden. Der Nachweis der zentralen Genese des Diabetes insipidus erfolgt dann durch subkutane Verabreichung von Vasopressin (DDAVP), wodurch es zu einem Anstieg der Harn-Osmolalität und Abnahme der Diurese kommt. Beim nephrogenen Diabetes insipidus tritt keine Änderung auf.

Therapie

Die Therapie des Diabetes insipidus besteht in der Substitution von DDAVP (Minirin®), welche intranasal bzw. oral erfolgen kann.

Diffuses endokrines System

K. Kaserer, O. Koperek, G. Karanikas

Allgemeines

Das diffuse endokrine System (DES) ist als System endokrin aktiver Zellen, die einzeln oder in Gruppen in zahlreichen Organen aufgefunden werden, definiert. Neben der Produktion von Hormonen wie Insulin und Glukagon besteht die wesentliche Funktion des DES in der Produktion von sog. Gewebshormonen, die der lokalen Steuerung der Organfunktion dienen.

Zu den Zellen des DES werden das endokrine Pankreas (Inselapparat), die C-Zellen der Schilddrüse, die Gastrin-, Serotonin-, VIP- (vasointestinales Peptid), Pankreatisches Polypeptid etc. produzierenden Zellen des GI-Trakts, die Merkelzellen der Haut, sowie die neuroendokrinen Zellen der Bronchialschleimhaut gezählt.

Ihre wesentliche klinische Bedeutung liegt darin, dass von den Zellen des DES hormonell aktive oder inaktive Neoplasien ausgehen können.

Neuroendokrine Neoplasien

Neuroendokrine Neoplasien können grundsätzlich in allen Organen mit neuroendokrinen Zellen auftreten. Je nach ihrer Differenzierung werden hochdifferenzierte neuroendokrine Neoplasien, sogenannte neuroendokrine Tumoren (vormals auch Karzinoide) und wenig differenzierte neuroendokrine Neoplasien, sog. neuroendokrine Karzinome, unterschieden.

Makromorphologisch entsprechen die neuroendokrinen Tumoren einem gelblich-weißen, gut begrenzten Knoten mit expansivem Wachstum. Die neuroendokrinen Karzinome dagegen zeigen sich oft heterogen mit Einblutungen, Nekrosen und unscharfer Begrenzung.

Histologisch sind neuroendokrine Tumoren aus isomorphen Zellen mit eosinophil granulärem Zytoplasma aufgebaut. Diese bilden Inseln, Trabekel oder drüsige Formationen.

Bei den neuroendokrinen Karzinomen kann histomorphologisch neben dem häufigeren kleinzelligen Typ auch ein großzelliger Typ unterschieden werden. Diese Neoplasien sind hochproliferativ und zeigen häufig Nekrosen.

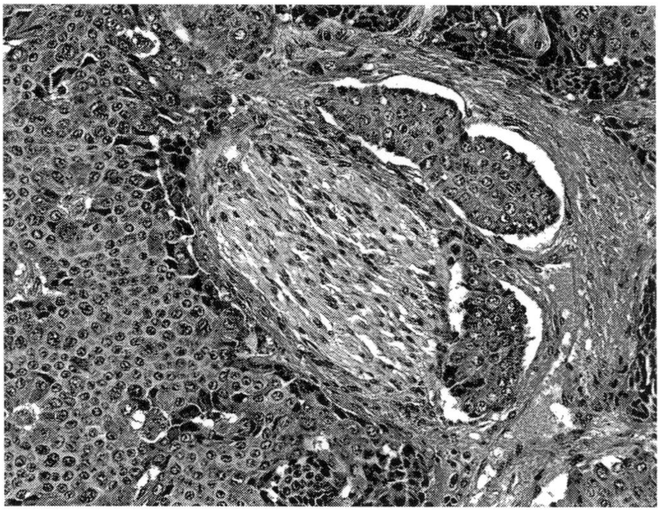

Abb. 1. Neuroendokriner Tumor
Die Abbildung zeigt zentral einen Anschnitt eines peripheren Nervs, der von soliden Tumorzellnestern und Bindegewebe eingescheidet wird.

In der Praxis der histopathologischen Diagnostik ist es notwendig, die neuroendokrine Differenzierung mittels Immunhistochemie nachzuweisen. Dafür werden Antikörper gegen Chromogranin A und Synaptophysin verwendet.
Zur Gradierung (G1–G3) der neuroendokrinen Neoplasien dient ausschließlich die Proliferationsrate. Diese wird einerseits durch die maximale Anzahl an Mitosen pro 10 high power fields (10 Gesichtsfelder bei 40 x Objektiv-Vergrößerung) und andererseits durch den Prozentsatz an gefärbten Tumorzellen in der immunhistochemischen ki67-Protein-Darstellung bestimmt (sogenannter Proliferationsindex).

Klassifikation nach WHO 2010

- neuroendokriner Tumor (früher Karzinoid)
  - G1
  - G2
- neuroendokrines Karzinom
  - G3

Spezielle neuroendokrine Tumore

Häufig auftretende neuroendokrine Tumoren sind:

1. das undifferenzierte neuroendokrine (kleinzellige) Bronchuskarzinom,
2. der hochdifferenzierte gutartige neuroendokrine Tumor der Magencorpus-schleimhaut Typ 1 (Syn. Typ-I-Karzinoid des Magens),
3. der meist gutartige hochdifferenzierte neuroendokrine Tumor des Pankreas mit Insulin Produktion (Syn. Insulinom) und
4. der häufig zufällig entdeckte, hochdifferenzierte, gutartige, neuroendokrine Tumor der Appendix.

Ad 1.) Kleinzellige Bronchuskarzinome machen etwa 30 % aller malignen Lungentumore aus und werden im Block 12 – Respiration eingehend behandelt. Kleinzellige Bronchuskarzinome produzieren häufig ACTH und können sich als paraneoplastisches Cushing-Syndrom manifestieren.

Ad 2.) Beim sog. Typ-I-Karzinoid des Magens handelt es sich um meist multipel auftretende, auf die Mucosa und Submucosa beschränkte, neuroendokrine Tumoren, die meist kleiner als 1 cm sind. Sie verhalten sich in der Regel gutartig, zeigen eine niedrige Proliferationsrate und treten in Assoziation mit einer A-Gastritis (Autoimmun-Gastritis) auf.
Bei der A-Gastritis kommt es zu einem Verlust der Salzsäure produzierenden Belegzellen des Magens mit Achlorhydrie. Dies stimuliert die G-Zellen des Antrum zur vermehrten Produktion von Gastrin, was die Proliferation der neuroendokrinen Zellen des Magenkorpus anregt und letztlich zur Ausbildung der neuroendokrinen Tumoren führt. Entsprechend der A-Gastritis treten Typ-I-Karzinoide meist bei Frauen im Alter zwischen 50 und 60 Jahren auf. Da sie keine Hormonproduktion aufweisen, verhalten sie sich klinisch stumm und werden meist im Rahmen einer Endoskopie entdeckt.

Ad 3.) Insulinome des Pankreas sind die häufigsten endokrinen Pankreastumore. Sie manifestieren sich zwischen dem 30. und 60. Lebensjahr, treten bei Männern und Frauen etwa gleich häufig auf und können sich auch im Pankreas von Diabetikern entwickeln. Die meisten Insulinome (90–95 %) treten solitär mit einem Durchmesser zwischen 1 und 2 cm auf und verhalten sich in der Regel gutartig.
Klinisch manifestieren sich Insulinome durch anfallsartige rezidivierende Attacken von Hypoglykämie (Übelkeit, Schwindel, Hungergefühl, Schwitzen, Bewusstlosigkeit mit sofortiger Besserung der Symptomatik durch Nahrungsaufnahme). Der

Schweregrad des Hypoglykämiesyndroms steht in keiner Beziehung zur Größe oder Malignität der Tumoren.

Ad 4.) Neuroendokrine Tumoren der Appendix sind die häufigsten Appendixtumoren. Sie sind meist in der Spitze der Appendix im Bereich der Submucosa lokalisiert und in der Regel kleiner als 2 cm im Durchmesser. Sie werden praktisch immer als Zufallsbefund im Rahmen einer Appendektomie entdeckt. Lymphknotenmetastasen treten in 2 % aller neuroendokrinen Appendixtumore auf. Die metastasierenden Tumoren sind dann meist größer als 2 cm, treten an der Basis der Appendix auf und infiltrieren tief in die Mesoappendix.

Für die Diagnostik und Verlaufskontrolle werden bestimmte Tumormarker (Neuron-spezifische Enolase, Chromogranin A) und die vermuteten Hormonsekretionsprodukte (z. B. Insulin, Serotonin, Gastrin, 5-Hydroxyindolessigsäure, VIP, Glucagon) verwendet.

Die bildgebende Diagnostik ist multimodal, sie dient dem Nachweis des Primärtumors und ggf. dem Nachweis von Metastasen. Hier werden MSCT mit Kontrastmittel, Sonographie und MRI eingesetzt. In speziellen Fällen kann auch die Endosonographie zum Einsatz kommen (z. B. Gastrinom). Integraler Bestandteil ist auch die Somatostatin (SST)-Rezeptorszintigraphie infolge der hohen Spezifität und da sich hier auch Hinweise ergeben, ob eine Radionuklidtherapie mit einem speziell markierten SST-Analogon (Y^{90}-DOTA-TOC; Lu^{177}-DOTA-Octreotate) möglich ist. Für die konventionelle SST-Rezeptor-Szintigraphie steht In^{111}-Octreotide zur Verfügung. Wenn möglich ist jedoch ein PET/CT mit Ga^{68}-DOTA-TOC vorzuziehen. Die Szintigraphie zeigt eine hohe Sensitivität und Spezifität für die meisten NET, eine Ausnahme ist hier lediglich das Insulinom, da es nur in ca. der Hälfte der Fälle SST-Rezeptoren exprimiert. Andere PET Radiopharmaka wie F^{18}-DOPA oder F^{18}-FDG sind für bestimmte NET-Tumore hilfreich (z. B. MTC, Phäochromozytom, Insulinom).

Literatur

Bosman FT, World Health Organization: WHO classification of tumours of the digestive system, IARC Press, Lyon 2010

Klöppel G: Classification and pathology of gastroenteropancreatic neuroendocrine neoplasms. Endocrine Related Cancer 2011, 18, 1–16

Diabetes mellitus

F. Kiefer, M. Bischof, B. Ludvik, M. Kraupp, M. Slak Rupnik, M. Willheim, C. Nanoff, A. Luger

Allgemein

Klassifikation

- Diabetes mellitus Typ 1
  - Latent Autoimmune Diabetes of the Adult (LADA)
- Diabetes mellitus Typ 2
- Gestationsdiabetes
- Sonstige
  - Maturity Onset Diabetes of the Young (MODY)
  - pankreopriver DM
  - Glucocorticoid-induzierter DM

Diagnostik

Die diagnostischen Kriterien gelten für alle Diabetesformen mit Ausnahme des Gestationsdiabetes bei Blutzucker-Bestimmung aus venösem Plasma. Zur Diagnose genügt das Überschreiten eines Grenzwertes:

Erhöhtes Risiko für Diabetes (Prädiabetes)

- Nüchtern-Plasmaglukose: 100–125 mg/dl (nach mindestens 8 h Fasten) = erhöhter Nüchtern-Blutzucker
- Plasmaglukose: 140–199 mg/dl 2 h nach 75 g Glukose im oralen Glukosetoleranztest (OGTT) = gestörte Glukosetoleranz
- HbA1c 5,7–6,4 %

Manifester Diabetes

- Nüchtern-Plasmaglukose: ≥ 126 mg/dl (nach mindestens 8 h Fasten)
- Plasmaglukose: ≥ 200 mg /dl zu einem beliebigen Zeitpunkt und Symptome (Polyurie, Polydipsie, unerklärter Gewichtsverlust)
- Plasmaglukose: ≥ 200 mg/dl 2 h nach 75 g Glukose (OGTT)
- HbA1c ≥ 6,5 %

Ein pathologischer Wert muss an einem 2. Tag bestätigt werden.

Typ-1-Diabetes

Ursache

Zerstörung der Inselzellen durch eine Autoimmunreaktion. Klassischerweise manifestiert die Erkrankung vor dem 18. Lebensjahr. Genetische Faktoren, Virusinfektionen und andere exogene Faktoren sowie autoimmunologische Prozesse wirken bei der Entstehung des Typ-1-Diabetes in bisher nicht vollständig geklärter Weise zusammen. Einmal (durch einen Umweltfaktor bzw. Infektion) ausgelöst, wird der destruktive Prozess durch ein Beta-Zell-spezifisches Antigen aufrechterhalten und führt zur progressiven, aber nicht unbedingt kompletten Zerstörung der β-Zellen.

Genetische Faktoren

Die Assoziation des Diabetes mellitus Typ 1 mit HLA-DR3 und -DR4 beruht (zumindest auch) auf der Assoziation mit HLA-DQbeta-MHC-Allelen (die aufgrund des „linkage disequilibrium" häufiger gemeinsam vererbt werden). Die stärkste Korrelation besteht hier mit Polymorphismen an einer bestimmten Position in der HLA-DQ-Aminosäuresequenz. Die Expression der Klasse II-Proteine HLA-DR3-DQ2 und HLA-DR4-DQ8 wird bei ~ 90 % der Typ-1-Diabetiker beobachtet, während in der Normalbevölkerung nur ~ 45 % der untersuchten Personen eines dieser Risikomerkmale aufweisen. Ist ein Mensch für beide Risikofaktoren (DR3 und DR4) positiv, ist das Risiko an Typ-1-Diabetes zu erkranken um das 200-fache erhöht. Entsprechend dem hohen Risiko für Typ-1-Diabetes findet sich diese Konstellation auch nur bei < 1 % der gesunden Normalbevölkerung. Es gibt jedoch auch genetische Faktoren, die vor Typ-1-Diabetes schützen. So wird zum Beispiel der Genlokus HLA-DR2-DQ6 fast nie bei Typ-1-Diabetikern gefunden, das Risiko für diese Erkrankung wird gegenüber der Normalbevölkerung um ~ 90 % vermindert.

Genetisches Risiko bei bekannter Erkrankung von:

- einem eineiigen Zwilling 30–50 %
- Vater 5–7 %
- Mutter 2–4 %
- beiden Eltern 20–40 %
- Geschwistern 5–7 %

Beim sogenannten polyglandulären Autoimmunsyndrom vom Typ II und, geringer ausgeprägt, Typ I besteht eine Assoziation mit anderen Autoimmunerkrankungen wie dem Morbus Addison und den Autoimmunthyreoiditiden.

Umweltfaktoren

Auf dem Boden der genetischen Prädisposition sind Umweltfaktoren wie Viren und chemische Toxine exogene Trigger für die autoimmune Zerstörung der β-Zellen. Insbesondere Coxsackie-B, Mumps-, Zytomegalie- und Rötelnviren sind mit der Auslösung eines Typ-1-Diabetes in Verbindung gebracht worden. Mögliche Erklärung ist eine Kreuzreaktivität zwischen Virusproteinen und Oberflächenproteinen der β-Zellen („molecular mimicry"). Auch der frühe Kontakt mit Kuhmilch könnte über einen ähnlichen Mechanismus wirken.

Für die Zerstörung der β-Zellen sind primär zytotoxische Mechanismen von T-Zellen verantwortlich. Dabei bleiben die benachbarten und den β-Zellen in vielen Aspekten sehr ähnlichen Alpha- und Delta-Zellen aus bisher unbekannter Ursache ausgespart. Autoantikörper, die man beim Typ-1-Diabetes findet, reagieren nicht mit der Zelloberfläche und können Diabetes (im Tiermodell) nicht übertragen: Insulin, Glutamic acid decarboxylase (GAD, GABA-Synthese), ICA-512/IA-2 (homolog zu Tyrosin Phosphatasen), und Phogrin (Insulin secretory granule protein); Inselgangliosid, Carboxypeptidase H. Abgesehen von Insulin sind diese Autoantigene nicht β-Zell-spezifisch und entstehen wahrscheinlich durch die Zerstörung der β-Zellen als „sekundäre" Autoantigene. Bei den meisten Betroffenen sind immunologische Zeichen lange vor der klinischen Symptomatik vorhanden. Erst nach jahrelangem Bestehen der Autoimmunerkrankung kommt es bei Verlust von 80–90 % der β-Zellmasse zur plötzlichen klinischen Manifestation des Typ-1-Diabetes.

Symptome

- **absoluter Insulinmangel** (Erstmanifestation bzw. Absetzen der Therapie): Hyperglykämie, Polyurie, Polydipsie, Gewichtsverlust, Ketoazidose, ketoazidotisches Koma
- **chronisch:** diabetische Spätkomplikationen

Diagnostik und Klassifikation

Blutglukose, HbA1c, Plasma-Ketonkörper, venöse Blutgas-Analyse

- Symptome der Erstmanifestation
- Lebensalter zum Zeitpunkt der Erstmanifestation
- Körpergewicht zum Zeitpunkt der Erstmanifestation
- Familienanamnese
- Antikörper gegen Antigene der Inselzellen
  - Prävalenz bei Manifestation:
  - Inselzell-Ak (ICA) 80–90 %
  - Glutamatdecarboxylase (GAD): 70–80 %
  - Protein Tyrosinphosphatase: IA-2: 50–70 % IA-2β: 30–70 %

Therapie

Die Insulin-Produktion des normalgewichtigen Gesunden beträgt etwa 40–50 IE/Tag. Davon wird etwa die Hälfte über 24 h als basales Insulin freigesetzt (also etwa 1 IE/h), die andere Hälfte zu den Mahlzeiten (prandiales Insulin). Die Insulin-Therapie versucht diese physiologischen Gegebenheiten möglichst gut nachzuahmen.

Grundsteine der Behandlung sind (1) die Substitution von Insulin und (2) die Abstimmung von Insulinverabreichung und Nahrungszufuhr.

Therapieziele

1. Blutglukose nüchtern 100–120 mg/dl
2. Blutglukose 2 h pp < 140 mg/dl
3. mittlere Blutzuckerkonzentration des Tages (mind. 4 Messpunkte) ~ 135 mg/dl
4. Hämoglobin A1c < 6,5 % (normal < 6 %), wenn ohne schwere Hypoglykämie erzielbar auch < 6,0 %

Erreichen und Beibehalten der Behandlungsziele stellen einen wesentlichen Beitrag zur Prävention von Spätkomplikationen dar; dies gilt für alle Formen des Diabetes mellitus.

Biochemie von Insulin

Historisches

1922 Isolierung durch Banting, Best und MacLeod in Toronto aus Rinderpankreas

1953 Sequenzierung durch F. Sanger und Mitarbeiter

1969 Bestimmung der dreidimensionalen Struktur mittels Röntgenstrukturanalyse durch Dorothy Hodgkin

Eigenschaften

- Insulin ist ein Peptidhormon
- Insulin neigt zur Aggregatbildung v. a. in Gegenwart von Zn^{++}-Ionen.
  Daher herrschte auch längere Zeit Unklarheit über die Struktur des Moleküls.
  In älterer Literatur wird Insulin daher noch als Proteohormon bezeichnet.
- 1 Insulineinheit (IE) ~ 40 µg
- Tagesbedarf etwa 40 IE ~ 1,6 mg

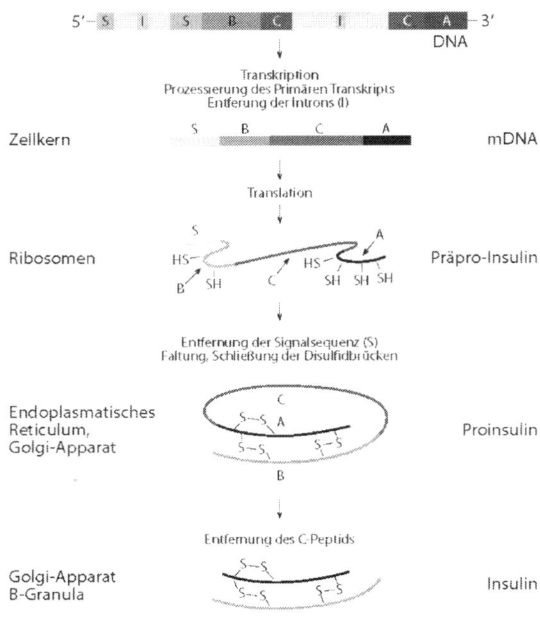

A = α-Kette

B = β-Kette

C = C-Peptid

I = Intron

S = Signalpeptid

Abb. 1. Synthese von Insulin

Synthese und Sekretion

Synthese von Insulin erfolgt in den β-Zellen der Langerhans-Inseln

- Freisetzung von Insulin erfolgt durch Exozytose
- Colchicin und Vincaalkaloide hemmen → Beteiligung der Mikrotubuli
- Wichtigster physiologischer Stimulus für die Sekretion ist der Blutglukosespiegel
- Mit Ansteigen des Blutglukosespiegels steigt die Sekretionsrate kontinuierlich an
- Mechanismus des „Glukosesensors“ ist aufgeklärt

Das Gen für Insulin liegt auf dem kurzen Arm des Chromosoms 11. Das primäre Transkript enthält 2 Introns (Abb. 1).

- Das Translationsprodukt ist Präproinsulin (enthält das Signalpeptid).
- Im endoplasmatischen Reticulum erfolgt die Abspaltung des Signalpeptids und es entsteht Proinsulin.
- Im Golgi-Apparat kommt es durch Oxidation der freien SH-Gruppen der A- und B-Kette zur Bildung von Disulfidbrücken und damit zur Vernetzung zwischen A- und B-Kette.
- Durch weitere proteolytische Abspaltung des C-Peptids entsteht Insulin
- Insulin wirkt in Sekretgranula als Zn-Komplex gespeichert.

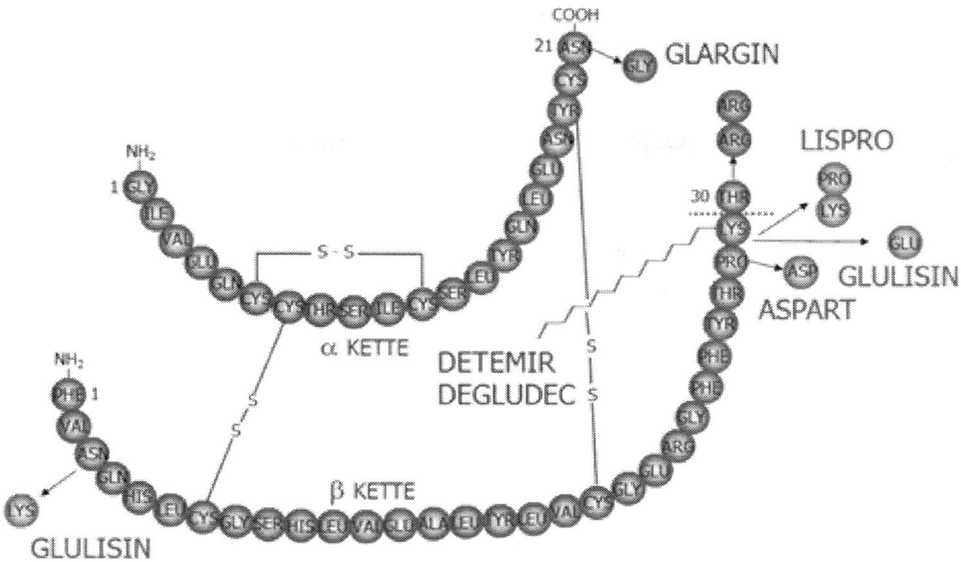

Abb. 2. Fertiges Insulin besteht aus einer A-Kette (21 Aminosäuren) und einer B-Kette (30 Aminosäuren). Durch Austausch einer oder weniger Aminosäuren bzw. Bindung einer Fettsäurenkette an die B-Kette entstehen rasch oder langwirksame Insulin-Analoga.

Regulation der Sekretion

Auslöser der Freisetzung von Insulin durch Exozytose ist die erhöhte Ca^{++}-Konzentration im Zytosol. Diese Erhöhung folgt der Ca^{++}-Depolarisation der B-Zellmembran durch Öffnung eines Potential-abhängigen Ca^{++}-Kanals oder Öffnung der Ca^{++}-Kanäle (Ryanodinerezeptor, IP3-Rezeptor) in der Membran des endoplasmatischen Retikulums.

Modulatoren der Sekretion sind:

- Monosaccharide, Aminosäuren, Fettsäuren
- 2-Deoxy-Glukose, Mannoheptulose (werden nicht metabolisiert) sind experimentelle Hemmer
- Adrenalin, Noradrenalin hemmen (α2-Wirkung)
- Stimulation β-adrenerger Rezeptoren steigert Sekretion (über cAMP)
- Gastrisches Inhibitorisches Peptid (GIP) steigert Sekretion
- Glucagon-like Peptide-1 (GLP-1) steigert Sekretion
- Sulfonylharnstoffe – orale Antidiabetika – binden an einen Rezeptor, der Teil des K^{+}-Kanals ist

Insulin-Rezeptor

Der Insulin-Rezeptor gehört zu einer Familie von Rezeptoren bestehend aus:

- Insulin-Rezeptor
- Insulin-like Growth-Factor-(IGF)-I-Receptor
- Insulin Receptor Related Receptor (IRR)

Insulin wird mit hoher Affinität gebunden, d. h. die Dissoziationskonstante des Rezeptor-Insulinkomplexes ist sehr niedrig, etwa um 10^{-10} mol/l

- $K_d = \sim 10^{-10}$ mol/l → $\Delta G_0 = \sim -60$ kJ/mol
  (entspricht der Spaltung von 2 ATP – thermodynamischer Aspekt)
- $K_d = \sim 10^{-10}$ mol/l → Abdissoziation ist 10^{10}-fach langsamer
  (kinetischer Aspekt)

Konsequenz: Insulin-Rezeptor-Komplex muss durch aktive Mechanismen inaktiviert werden.

Insulin-Rezeptoren sind Tetramere und bestehen aus 2α- und 2β-Untereinheiten. Die α-Untereinheit bindet Insulin, während die β-Untereinheit die Überleitung des Signals in die Zelle bewirkt. Die β-Untereinheit hat auf zytoplasmatischer Seite Tyrosinkinase-Aktivität (wird durch freies α gehemmt). Die Bindung von Insulin an die α-Untereinheit führt daher zur Aktivierung der β-Untereinheit mit Phosphorylierung und weiter gesteigerter Kinase-Aktivität.

Die β-Untereinheit wird selbst auch an drei Bereichen an Tyrosinen phosphoryliert:

- luxtamembrane Phosphorylierung führt zur Internalisierung
- Trityrosinregion ist für die Funktion absolut notwendig
- Carboxyterminal

Weiters erfolgt auch Phosphorylierung an Serin- und Threoninresten, was eine verminderte Tyrosinkinaseaktivität der β-Untereinheit und Desensibilisierung bewirkt.

Autophosphorylierung des Rezeptors bewirkt die Bindung eines spezifischen Proteins an die β-Untereinheit, das als Insulin-Rezeptor-Substrat 1 (IRS-1) bezeichnet wird (Abb. 3).

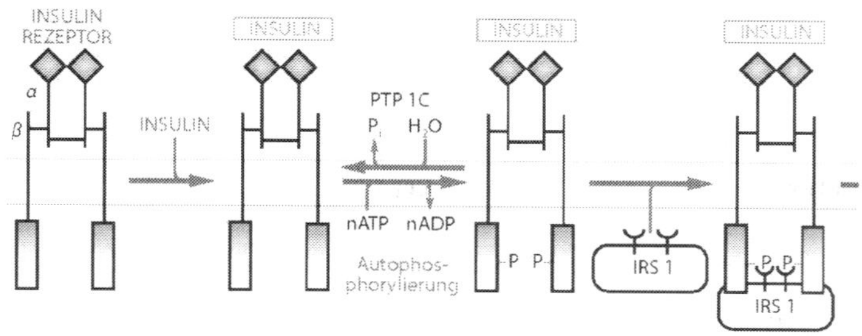

Abb. 3
nach: Michal (1998): Biochemical pathways

IRS selbst wird ebenfalls an Tyrosinen phosphoryliert und bindet weiters Proteine mit SH2-Domänen (src-homology), u. a.:

- Phosphatidyl-Inositol-3-Kinase
- GRB-2 → MAP-kinase
- Andere Proteine mit SH2-Domänen

Als sofortige Wirkung des Insulins erfolgt eine Senkung des Blutglukosespiegels v. a. durch gesteigerte Aufnahme von Glukose in Muskel und Fettgewebe. Verantwortlich dafür ist der Glukosetransporter 4 (GLUT 4), welcher durch Insulin reguliert wird. Durch den Insulinstimulus werden die Transportproteine aus den submembranösen Vesikelpools an die Zelloberfläche verlagert, wodurch eine drastische Steigerung der Membranpermeabilität für Glukose resultiert.

Tab. 1. Funktionen der Isoformen von Glukosetransportern

Glut 1	Fetale Gewebe, Erythrozyten, Astrozyten, Endothelien, β-Zellen des Pankreas, Km = 20 mM	Basale Versorgung, Blut-Hirn-Schranke
Glut 2	Hepatozyten, Nierenepithel, Darmepithel, Km = 40 mM	Transepithelialer Transport, Glucostat-Mechanismus
Glut 3	Viele Gewebe v.a. ZNS, Km = 10 mM	Basale Glukoseversorgung
Glut 4	Skelettmuskel, Fett	Insulinabhängiger Glukoseumsatz der Gewebe
Glut 5	Darm, Spermatozyten	Glukosetransport, Fructosetransport
Glut 7	Leber	Glukosetransport bei Glukoneogenese

Die Insulinwirkungen auf Kohlenhydrat- und Fettstoffwechsel sind in Tab. 2 zusammengefasst.

Tab. 2

Parameter oder Organ	24 Stunden Nahrungskarenz	30 Minuten nach dem Essen
Glukose [mg/dl]	~ 70	~ 140
Insulin [μU/ml]	< ~ 10	> ~ 50
Glukagon [pg/ml]	< ~ 80	> ~ 80
Leber	Stimulation von Glykogenolyse und Glukoneogenese	Hemmung von Glykogenolyse und Glukoneogenese Stimulation von Glykogensynthese
Fettgewebe	Stimulation von Fettabbau (Lipolyse)	Steigerung der Fettsynthese
Muskel	Fett- und Protein-Abbau	generell anabol

Biochemie von Glukagon

Glukagon ist ein Peptidhormon, welches in den Alpha-Zellen des Pankreas synthetisiert wird und aus 29 Aminosäuren besteht. Das Hormon wird zunächst als Präproglukagon synthetisiert und dann nach limitierter Proteolyse freigesetzt. Präproglukagon wird auch in den Zellen der intestinalen Mucosa gebildet, jedoch werden dann ebenfalls durch Proteolyse die Glucagon-like Peptides (GLP-1, GLP-2) freigesetzt (Abb. 4).

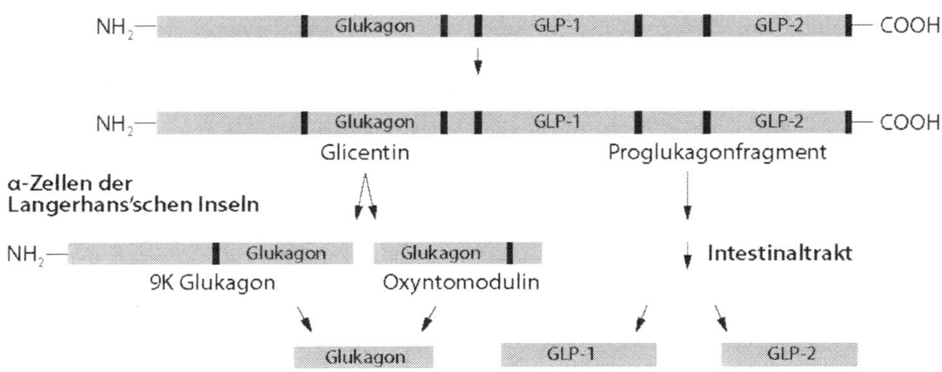

Abb. 4

Die Glukagonsekretion wird hauptsächlich durch Abfall der Plasmaglukosekonzentration stimuliert. Das Hauptangriffsorgan für Glukagon ist die Leber, jedoch wurden auch Glukagonrezeptoren an Adipozyten nachgewiesen.

Die Wirkungen von Glukagon sind den Insulinwirkungen manchmal entgegengesetzt, d. h.:

- Aktivierung der Glykogenolyse
- Aktivierung der Glukoneogenese aus Aminosäuren

Die Stimulation der Lipolyse im Fettgewebe und generell kataboler Effekte auf den Proteinstoffwechsel sind auf pharmakologische Glukagonkonzentrationen und pathophysiologische Zustände begrenzt.

Der second messenger für Glukagon ist 3',5'-cyclo-AMP

Hormonelle Regulation des Stoffwechsels von Kohlenhydraten

In der hormonellen Regulation des Stoffwechsels von Kohlenhydraten und Fetten sind Insulin, Glukagon und Adrenalin die Hauptakteure, während Glucocorticoide einen indirekten Einfluss haben, da sie die Genexpression der einzelnen Enzyme steuern, jedoch nach dem derzeitigen Stand der Erkenntnis keinen unmittelbaren Effekt auf die kinetischen Eigenschaften und Aktivitäten der Schlüsselenzyme haben (Tab. 3 und 4). Ihre Effekte treten daher langsamer ein. Die Wirkung der Glucocorticoide ist jedoch notwendige Voraussetzung für die Effekte von Katecholaminen und Glukagon (permissiver Effekt).

Tab. 3. Regulation der Glykolyse auf Ebene der Transkription

Enzym	Induktor	Repressor
Glukokinase	Insulin	cAMP
Phosphofructokinase	Insulin + Glukose	cAMP
Fructose-6-Phosphat-2-kinase	Insulin + Glukose + Glucocorticoide	cAMP
Pyruvatkinase	Insulin + Glukose	cAMP

Tab. 4. Regulation der Glukoneogenese auf Ebene der Transkription

Enzym	Induktor	Repressor
Pyruvat-Carboxylase	Glucocorticoide + cAMP	Insulin
PEP-Carboxykinase	Glucocorticoide + cAMP	Insulin
Fructose-1,6-Bisphosphatase	Glucocorticoide	Insulin
Glukose-6-Phosphatase	Glucocorticoide	Insulin

Pharmakologie

Insulintherapie

Insulin-Präparate

Alle in Österreich erhältlichen Insuline werden rekombinant hergestellt (in Hefe oder Bakterien). Ihre Aminosäuren-Sequenz entspricht der des humanen Moleküls (Normal-Insulin), bei kurz oder lang wirksamen Analoga erfolgen kleine Modifikationen der Struktur (Tab. 5).

Tab. 5

Typ	Aussehen	pH	Zusätze	Wirkung		
				Beginn	Max.	Dauer
ultrakurz wirksam						
Insulin lispro Insulin aspartat Insulin glulisin	klar	neutral	keine	15 min.	1 h	3–5 h
Fast acting insulin aspart				5–15 min.		
kurz wirksam						
regulär = Normalinsulin = Altinsulin	klar	neutral	keine	30 min.	2 h	5–8 h
intermediär wirksam						
NPH (Isophan)	trüb	neutral	Protamin in Phosphat-Puffer	1–2 h	6 h	10 h
lang wirksam						
Insulin glargin	klar	sauer	keine; wegen pH nicht mischbar	1–2 h	–	24 h
Insulin glargin U300	klar	sauer	keine; wegen pH nicht mischbar	1–2 h	–	36 h
Insulin detemir	klar	neutral	keine	1–2 h	–	24 h
Insulin degludec	klar	neutral	keine	1–2 h	–	> 42 h

modifiziert nach: A. Cahn et al., Lancet Diab Endocrinol 638–652, 2015

Die Angaben bezüglich Wirkmaximum und -dauer haben große Schwankungsbreiten. Es gibt Schwankungen von Patient zu Patient sowie beim individuellen Patienten über die Zeit hinweg, wobei der Unterschied von Tag zu Tag bei NPH-Insulin bis zu 30 % ausmachen kann. Bei den lang wirksamen Analoga ist diese Variabilität deutlich geringer.

Nach subkutaner Verabreichung bildet Insulin hexamere Komplexe, die sich erst auflösen müssen, bevor Insulin in seiner aktiven, monomeren Form in den Blutstrom gelangen kann. Dies bedingt beim Normalinsulin den Spritz-Ess-Abstand von 30 Minuten. Es wird in der klinischen Praxis kaum noch eingesetzt. Die ultrakurz wirksamen Analoga zerfallen schneller, weshalb der Spritz-Ess-Abstand entfallen kann. Sie sind die bevorzugten prandialen Insuline.

Bei den Verzögerungsinsulinen wird die Resorption durch Bildung von langsam löslichen Komplexen mit einem basischen Protein (Protamin) zur Retardierung der Wirkung ausgenützt. Insulin Glargin (Lantus®) bildet auch ohne Zusätze ein stabiles Hexamer. Durch eine Veränderung der Konzentration von Insulin glargin (Insulin glargin U300, 300 E/ml anstatt 100 E/ml; Toujeo®) kann eine gleichmäßigere Freisetzung von Insulin aus dem verabreichten Depot und längere Wirkung erzielt werden. Ganz anders funktioniert die Retardierung bei Insulin Detemir (Levemir®) und Insulin Degludec (Tresiba®): diese haben eine Fettsäurekette an der Aminosäure 29 der β-Kette, binden an Serumalbumin und werden dadurch nicht subkutan, sondern im Blutstrom retardiert.

Die Insulindosierung erfolgt nach Internationalen Einheiten mit Dosiergeräten (Insulin-Pens).

Richtwerte zur klinischen Anwendung

- 1 IE entspricht jener Menge Insulin, die durch den Zuckergehalt von einer Broteinheit (1 BE = 12 g Kohlenhydrate = eine dünne Scheibe Brot) aus dem Pankreas freigesetzt wird.
- Durchschnittlicher Insulin-Tagesbedarf beim Typ 1 Diabetes = ca. 0,7 IE/kg KG.

haltbare Fertig-Kombinationen

- Humanes Mischinsulin (nur mehr selten verwendet): Kombination aus NPH Insulin und Normal-Insulin.
- Mischinsulinanaloga: Insulin lispro und NPH-Insulin; Insulin aspart und NPH-Insulin (mit Protamin komplexiertes Insulin lispro bzw. aspart als verzögert wirksame Komponenten), Insulin aspart mit Insulin degludec.

nicht mischbar

- (Ultra)Kurz-wirksames Insulin und Glargin (pH = inkompatibel)

Therapieformen

Konventionelle Insulintherapie

Starre Vorgabe von Nahrungszufuhr (Mahlzeiten), Insulindosis und Zeitpunkt der Insulingabe. Indiziert bei Patienten mit Typ-2-Diabetes, die eine komplexere Therapie ablehnen oder bei denen die Voraussetzungen hierfür nicht gegeben sind.

- 2–3 x täglich Mischinsulin, 30 %, 50 % oder 70 % ultrakurz wirksames Insulin mit 70 %, 50 % oder 30 % Intermediärinsulin
- $^{2}/_{3}$ der Tagesdosis am Morgen und $^{1}/_{3}$ der Tagesdosis am Abend, bisweilen auch 3 x täglich Gabe des Mischinsulins erforderlich
- Diät (BE) starr vorgegeben
- Blutglukosemessung 1–2 x tgl. (nüchtern, spät abends)
- Korrektur nur bei symptomatischen Hypoglykämien (z. B. 2 Stück Traubenzucker oder $^{1}/_{8}$ Liter Fruchtsaft entsprechen etwa einer Broteinheit)

Beispiel:

Mischinsulin (30 % ultrakurz wirksames Insulin-Analogon, 70 % NPH-Insulin)

20–0–10 IE s. c.

Diabetesdiät 12 BE (3–1–3–1–3–1)

Konventionell Intensivierte Insulintherapie

Etwas flexiblere Handhabung von Nahrungszufuhr und Insulindosis, jedoch nach wie vor starre Vorgaben

- getrennte Applikation von Verzögerungsinsulin (2 x tgl. NPH-Insulin oder 1–2 x tgl. langwirksames Analogon morgens und/oder abends) und ultrakurz wirksamem Analogon unmittelbar vor den Hauptmahlzeiten (3 x tgl.)
- Korrekturmöglichkeit durch Korrekturtabelle
- Diät (BE) weitgehend starr vorgegeben
- Blutglukosemessung 3–4 x tgl. (vor den Mahlzeiten, spät abends, bei Unsicherheit)

Durch die individuellere Gestaltungsmöglichkeit kann sich der HbA1c-Wert gegenüber der konventionellen Insulintherapie um ca. 1–1,5 % verbessern

Beispiel:

Lang wirksames Insulin Analogon 8–0–0–8 IE

Ultra-kurz wirksames Insulin 6–6–4 IE

Korrektur: BZ > 250 mg/dl +2 E, BZ > 300 mg/dl +4 IE ultrakurz wirksames Insulin

Diabetesdiät 12 BE (3–1–3–1–3–1)

Basis-Bolus-Therapie (Funktionelle Insulintherapie)

Flexible Handhabung von Insulin und Nahrungszufuhr. Vorwiegend indiziert bei Typ-1-Diabetikern.

- Getrennte Substitution von basalem und prandialem Insulinbedarf
- Algorithmen zur Berechnung von prandialem Insulin und für die Blutzuckerkorrektur mit individueller Sekundäranpassung
- Nahrungseinnahme ohne starre Vorgaben (Normalkost) sowie flexible Lebensführung erlaubt.
- Blutzuckermessungen 4–6 x tgl.
- Intensive Schulung notwendig
- Patienten lernen auch in Ausnahmesituationen (z. B. Krankheit, langen Flugreisen) und bei Sport die Insulindosis selbstständig anzupassen.

Beispiel (Diabetes mellitus Typ 1, 20 Jahre):

Basales Insulin:	lang wirksames Insulin Analogon 8–0–8–0 IE
Morgengupf:	2 IE ultrakurz wirksames Insulin (bei morgendlichen Hyperglykämien durch Dawn Phänomen)
Prandiales Insulin:	ultrakurz wirksames Analogon 1 IE pro BE

Korrekturwerte der Blutglukose:

- 1 IE ultrakurz wirksames Insulin senkt die Blutglukose um 40 mg/dl
- 1 BE (12 g Kohlenhydrate) hebt die Blutglukose um 40 mg/dl

Nahrungsaufnahme ca. 24 BE verteilt auf 3–6 Mahlzeiten

Achtung: Alle angegebenen Werte können individuell sehr stark schwanken und sind daher nur als Beispiele zu verstehen.

Nebenwirkungen der Insulintherapie

1. Hypoglykämie
2. Bei intravenöser Verabreichung: Abfall des Serumkaliums
3. Reaktionen an der Injektionsstelle:
   sehr selten – allergische Entzündung
   selten – Lipoatrophie, Lipohypertrophie
   Zur Vermeidung dystrophischer Effekte muss die Injektionsstelle regelmäßig gewechselt werden.

Cave: Wechseln des Injektionsareals kann zu Schwankungen der Resorptionskinetik führen (Resorptionsgeschwindigkeit: Bauchhaut > glutäal > Oberschenkel). Weiters kann die Resorption aus dem subkutanen Fettgewebe durch Beeinflussung der kutanen Zirkulation verändert werden; z. B. schnellere Resorption durch heißes Bad, Bewegung, Massage.

Diabetische Stoffwechsel-Entgleisung

Ketoazidotische und hyperglykämisch-hyperosmolare Stoffwechsel-Entgleisungen stellen zwei Extreme dar, zwischen denen es fließende Übergänge gibt und die kaum in „purer“ Form auftreten.

Ketoazidotische Stoffwechsel-Entgleisung

Auslösende Ursachen

- Infektionen
- Diabetes-Erstmanifestation
- Insulin-Applikation unterbrochen

Der absolute Insulinmangel enthemmt die hormonsensitive Triglyzerid-Lipase und steigert die Lipolyse. Die freigesetzten freien Fettsäuren (FFS) gelangen in erhöhter Menge über das Blut in die Leber und werden dort über β-Oxidation zu Acetyl-CoA abgebaut. Das vermehrte Angebot an Acetyl-CoA kann im Zitratzyklus nicht mehr umgesetzt werden, sodass vermehrt Ketonkörper gebildet werden. Die das Coma diabeticum charakterisierende Trübung des Bewusstseins nimmt mit der Osmolalität des Serums (Dehydrierung und Anstieg der Glukose-Konzentration) zu und reicht von Benommenheit bis zu tiefer Bewusstlosigkeit.

Typische Symptome

- Polyurie
- Polydipsie
- Erbrechen
- Gewichtsverlust
- Schwäche
- Pseudoperitonitis
- Beinkrämpfe
- Sehstörung

Typische Befundkonstellation/Symptome

- Plasmaglukose > 250 mg/dl
- Serum-pH: 7,1
  -HCO_3: 10 mmol/l
  -Ketone: > 5,2 mmol/l
- Kussmaul-Atmung
- Azetongeruch
- Abdominelle Schmerzen – peritoneale Reizung

Therapie

Flüssigkeitssubstitution (aufgrund der Dehydrierung von erstrangiger Bedeutung) in den ersten 2 Stunden 2–3 Liter 0,9 % NaCl oder besser kristalloide Lösung mit physiologischerer Elektrolyt-Zusammensetzung (z. B. Elomel isoton®), danach Anpassung der Menge in Abhängigkeit vom Flüssigkeitsdefizit (eventuell Steuerung nach zentralem Venendruck) und kardialer Situation.

Ultrakurz wirksames Insulin
8 IE/h i. v. als Bolus
danach 1–6 IE/h kontinuierlich i. v., in Abhängigkeit von der aktuellen Blutglukose-Konzentration
Cave: Blutglukosespiegel nicht zu rasch senken, eventuell im weiteren Verlauf Zugabe einer Glukoseinfusion, wenn Azidose noch fortbesteht, die Blutglukose aber bereits abgesunken ist.

Kalium Substitution:
Rechtzeitige intravenöse K-Substitution (durch den Azidoseausgleich kommt es zum Kaliumshift nach intrazellulär)!
Regelmäßige Kontrolle der Elektrolyte und des Säuren-Basen Haushalts (venöse Blutgasanalyse)

Hyperglykämisch-Hyperosmolare Stoffwechsel-Entgleisung
Beim hyperosmolaren Koma, das meistens bei Typ-2-Diabetikern auftritt, ist durch die Restsekretion von Insulin die Lipolyse noch weitgehend gehemmt. Es stehen also die oft exzessive Hyperglykämie und der damit verbundene renale Flüssigkeitsverlust im Vordergrund.

Typische Laborbefunde
Plasmaglukose 1000 mg/dl
Serum-

-Osmolarität: 360 mOsm/kg	-BUN: 55 mg/dl
-Na: 140 mmol/l	-K 4,9 mmol/l
-Kreatinin: 2,2 mg/dl	-pH: > 7,3

Therapie
wie ketoazidotische Stoffwechsel-Entgleisung, Flüssigkeitsdefizit jedoch größer

Hypoglykämie
Bei Gesunden wird bei Absinken der Blutglukose zunächst die Insulinsekretion unterdrückt. Unterschreitet die Blutglukose 70 mg/dl, erfolgt die Ausschüttung von Glukagon, wodurch das in der Leber gespeicherte Glykogen freigesetzt wird. Bei weiterem Absinken der Blutglukose werden auch Katecholamine, Cortisol und Wachstumshormon sezerniert.

Inzidenz

Hypoglykämien sind die häufigste Komplikation der Diabetestherapie!

Inzidenz schwerer Hypoglykämien bei Typ-2-Diabetes:

- Therapie mit Sulfonylharnstoffen 0,38/1000 Behandlungsjahre
- Insulintherapie 0,19/Behandlungsjahr

Funktionelle Insulin-Therapie (FIT) (Typ-1-Diabetes):

- milde Hypoglykämie 83/Behandlungsjahr
- schwere Hypoglykämie 0,16/Behandlungsjahr

Symptome

Die ersten Anzeichen einer Hypoglykämie treten bei Blutzuckerwerten unter ca. 70 mg/dl auf (bei raschem Blutzuckerabfall von hohen Ausgangswerten auch schon vorher) und sind durch die hormonelle Gegenregulation bedingt:

- Schwitzen
- Blässe
- Zittern
- Hungergefühl
- Palpitationen
- Tachykardie

Sinkt die Blutglukose weiter ab (unter ca. 35 mg/dl), treten Symptome der beeinträchtigten Gehirnfunktion auf (Neuroglykopenie):

- Konzentrationsschwäche
- Koordinationsstörungen
- Affektionsstörungen
- Sehstörungen
- Verwirrtheit
- Bewusstlosigkeit
- Krämpfe
- Insult

Die Einteilung erfolgt nach klinischen Gesichtspunkten:

- Asymptomatische Hypoglykämie:
  BZ < 70 mg/dl ohne Symptome
- Dokumentierte symptomatische Hypoglykämie:
  BZ < 70 mg/dl und typische Symptome
- Schwere Hypoglykämie:
  Assistenz durch andere Person zur Korrektur der Hypoglykämie erforderlich, bei nicht dokumentierter Hypoglykämie gilt eine Besserung der neurologischen Symptomatik nach Anhebung der Blutglukosekonzentration als beweisend
- Pseudo-Hypoglykämie:
  Typische Symptome, aber BZ > 70 mg/dl mit fallender Tendenz

Beim insulinpflichtigen Diabetiker kann die Hypoglykämie-Gegenregulation nicht regelrecht ablaufen.

- Durch subkutan zugeführtes Insulin bleibt die Insulinkonzentration auch beim Absinken der Blutglukose konstant hoch.
- Durch bisher noch ungeklärte Ursachen versiegt nach langer Diabetesdauer bei Typ-1-Diabetikern die Glukagonsekretion, sodass die Katecholamine zur Hauptstütze der Hypoglykämie-Gegenregulation werden.
- Beim gehäuften Auftreten von Hypoglykämien wird auch die Sekretion der Katecholamine vermindert. Auch die diabetische Neuropathie trägt zur unzureichenden Sympathikusaktivierung bei.

Durch die verminderte Ausschüttung von Katecholaminen bei häufig rezidivierenden Hypoglykämien verliert der Diabetiker die Wahrnehmung der Hypoglykämien. Die Hypoglykämie wird also erst beim Absinken der Blutglukose unter 35 mg/dl durch das Auftreten von neuroglykopenischen Symptomen wahrgenommen. Der Verlust der Hypoglykämie-Wahrnehmung bedeutet eine schwere Beeinträchtigung im Alltag, da die Patienten ohne Vorwarnung ohnmächtig werden können und daher auch keine Kraftfahrzeuge steuern dürfen.

Therapie

Akut:

BZ < 80 mg/dl: Essen ohne Spritz-Ess-Abstand

BZ < 60 mg/dl: 1 BE Traubenzucker, nach 30 min. BZ messen

Schwere Hypoglykämie: Glukose i. v., Glukagon s. c. oder i. m. (bald auch intranasales Glukagon verfügbar), engmaschige BZ-Kontrolle

Das langfristige Therapiekonzept besteht in intensiver Schulung des Patienten sowie im konsequenten Vermeiden von Hypoglykämien, auch um den Preis einer verschlechterten Einstellung. Wenn Hypos für einige Monate vermieden werden können, verbessert sich die gegenregulatorische Sekretion von Katecholaminen und dadurch auch die Hypoglykämie-Wahrnehmung deutlich.

Latent Autoimmune Diabetes of the Adult (LADA)

10–15 % der DM-Manifestationen > 40 a

Diagnostik

Auto-Antikörper nachweisbar (häufig nur GAD-Ak)

Verdacht bei:

- schlanken Patienten
- rascher Progression zur Insulintherapie bei vermutetem DM 2

Typ-2-Diabetes

Der Typ-2-Diabetes entsteht vor dem Hintergrund einer erhöhten Insulinresistenz durch eine zunehmende Störung der Insulinsekretion.

Epidemiologie

Die Prävalenz beträgt in Österreich ca. 600.000 Personen, europaweit schwanken diesbezügliche Angaben zwischen 2 und über 12 % der Bevölkerung. Da am Anfang der Erkrankung oft keine Symptome bestehen, wissen nur etwa 50 % der Typ-2-Diabetiker über ihre Erkrankung Bescheid. Die Häufigkeit des Typ-2-Diabetes ist im Zunehmen begriffen, man rechnet in den nächsten 20 Jahren mit einer Verdoppelung der Prävalenz. Am häufigsten tritt diese Erkrankung um das 55. Lebensjahr auf.

Stärker als beim Typ-1-Diabetes besteht eine genetische Disposition (polygenetische Erkrankung). Bei eineiigen Zwillingen besteht eine Konkordanz von über 80 %. Sind beide Eltern Typ-2-Diabetiker, beträgt das Risiko selbst zu erkranken 70–80 % und selbst bei einem Typ-2-diabetischen Geschwister noch mehr als 35 %.

Ursache

Insulinresistenz *und* Insulinsekretionsdefekt, oft im Rahmen eines Metabolischen Syndroms:

Kriterien des metabolischen Syndroms nach dem National Cholesterol Education Program (NCEP) Adult Treatment Panel III (ATP III):

- Bauchumfang: ♂ ≥ 102 cm ♀ ≥ 88 cm
- Triglyzeride > 150 mg/dl
- HDL-Cholesterin ♂ ≤ 40 mg/dl ♀ ≤ 50 mg/dL
- Blutdruck ≥ 130/85 mmHg
- Nüchternblutzucker ≥ 100 mg/dL

Wenn 3 dieser Kriterien erfüllt sind, besteht ein Metabolisches Syndrom.

Insulinresistenz

Insulinresistenz ist definiert als eine verminderte Wirkung von Insulin an Zielgeweben. Untersucht man gesunde Menschen, lässt sich bei 25 % der untersuchten Personen eine Insulinresistenz nachweisen (primäre Insulinresistenz). Nicht jeder Mensch mit Insulinresistenz ist also krank.

Andererseits gibt es eine Reihe von Ursachen, die Insulinresistenz erzeugen können (sekundäre Insulinresistenz):

- Adipositas
- fehlende körperliche Bewegung
- fettreiche Ernährung
- schwere Entzündungen
- Exsikkose
- Hungerzustand
- Cushing-Syndrom
- Phäochromozytom
- Akromegalie
- Glukosetoxizität
- Hyperinsulinämie
- Therapie mit Glucocorticoiden

Molekulare Mechanismen der Insulinresistenz:

- Anzahl der Insulinrezeptoren im Skelettmuskel ↓
- Tyrosinkinaseaktivität ↓
- Postrezeptor-Störungen: vermutlich überwiegend für Insulinresistenz verantwortlich
- Signaldefekt der Phosphoinositolphosphat-3-Kinase → geringere Translokation von Glut-4 an die Zellmembran
- Freie Fettsäuren (bei Adipositas erhöhte Konzentrationen) führen in Leber- und Skelettmuskelzelle zu Störung der Funktion des Insulinrezeptors
  Störung der Glukoseutilisation im Skelettmuskel
  hepatische Glukoseproduktion ↑
  β-Zellfunktion ↓

Die genetisch determinierte Insulinresistenz kann durch den Lebensstil wesentlich beeinflusst werden. Durch regelmäßige körperliche Bewegung (3–4 x/Woche für mindestens 30 Min.) und Normalisierung des Körpergewichtes auf einen BMI von < 25 kg/m² kann die Insulinresistenz deutlich vermindert und das Risiko, an einem Typ-2-Diabetes zu erkranken, wesentlich reduziert werden. Der BMI (body mass index) ist definiert durch Körpergewicht in kg durch Körpergröße in m zum Quadrat.

Sekretionsdefekt

Insulinresistenz alleine reicht nicht aus, einen Typ-2-Diabetes hervorzurufen. Im Laufe der Zeit entwickelt sich bei Typ-2-Diabetikern zusätzlich zur Insulinresistenz eine pathologisch verminderte Insulinsekretion. Im Gegensatz zum Typ-1-Diabetes ist die Sekretionsstörung aber nicht auf einen Autoimmunprozess zurückzuführen, sondern resultiert eher aus dem Unvermögen des Pankreas, den ständig hohen Bedarf an Insulin langfristig zu decken. Der physiologische rasche Anstieg der Insulinausschüttung nach einer Glukosebelastung verschwindet und wird durch eine lange dauernde kompensatorische Hyperinsulinämie ersetzt. Die Hyperinsulinämie und die später auftretende Hyperglykämie in Verbindung mit einer erhöhten Konzentration von freien Fettsäuren im Plasma wirken im Sinne eines positiven

Feedbacks fördernd auf die Insulinresistenz und vermindern die β-Zellfunktion, sodass sich die (prä-)diabetische Stoffwechsellage weiter verschlechtert. Im Laufe der Zeit kann das Pankreas den ständig steigenden Insulinbedarf nicht vollkommen abdecken und so kommt es trotz Hyperinsulinämie im Vergleich zu Gesunden zu einer relativen Hypoinsulinämie. Erst durch das Auftreten dieses relativen Sekretions-defektes vor dem Hintergrund der Insulinresistenz wird der Typ-2-Diabetes klinisch manifest.

Symptome

lange Zeit keine, oft erfolgt die Erstdiagnose zufällig, z. B. im Rahmen einer Gesundenuntersuchung, einer OP-Freigabe oder manchmal auch durch Manifestation von Spätkomplikationen

Therapie

Die Therapie des Diabetes mellitus richtet sich nach den Leitlinien der Österreichischen Diabetes Gesellschaft (www.oedg.org), welche in Abb. 5 und 6 dargestellt sind.

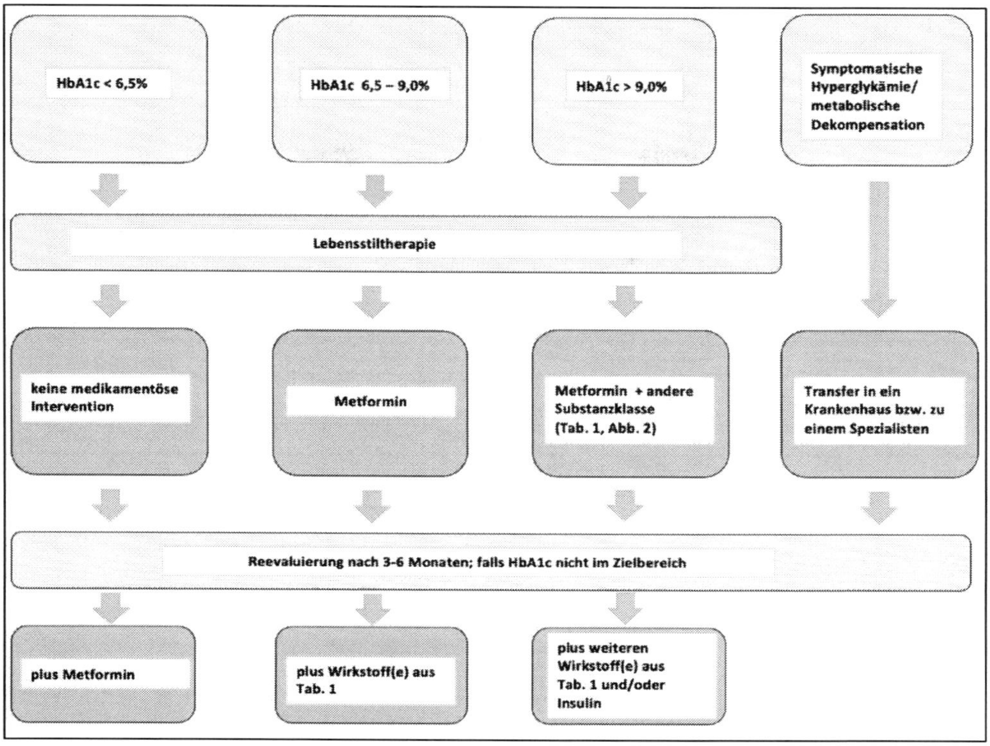

Abb. 5. Stufenplan der Therapie des Diabetes mellitus Typ 2 entsprechend den Leitlinien der Österreichischen Diabetes Gesellschaft 2019

Quelle: Clodi M, Abrahamian H, Brath H et al. Antihyperglykämische Therapie bei Diabetes mellitus Typ 2. Wien Klin Wochenschr (2019) 131 (suppl 1): in press

NB: Die in Abb. 5 erwähnten Wirkstoffe aus Tab. 1 entsprechen jenen Wirkstoffen in Tab. 6 in diesem Text.

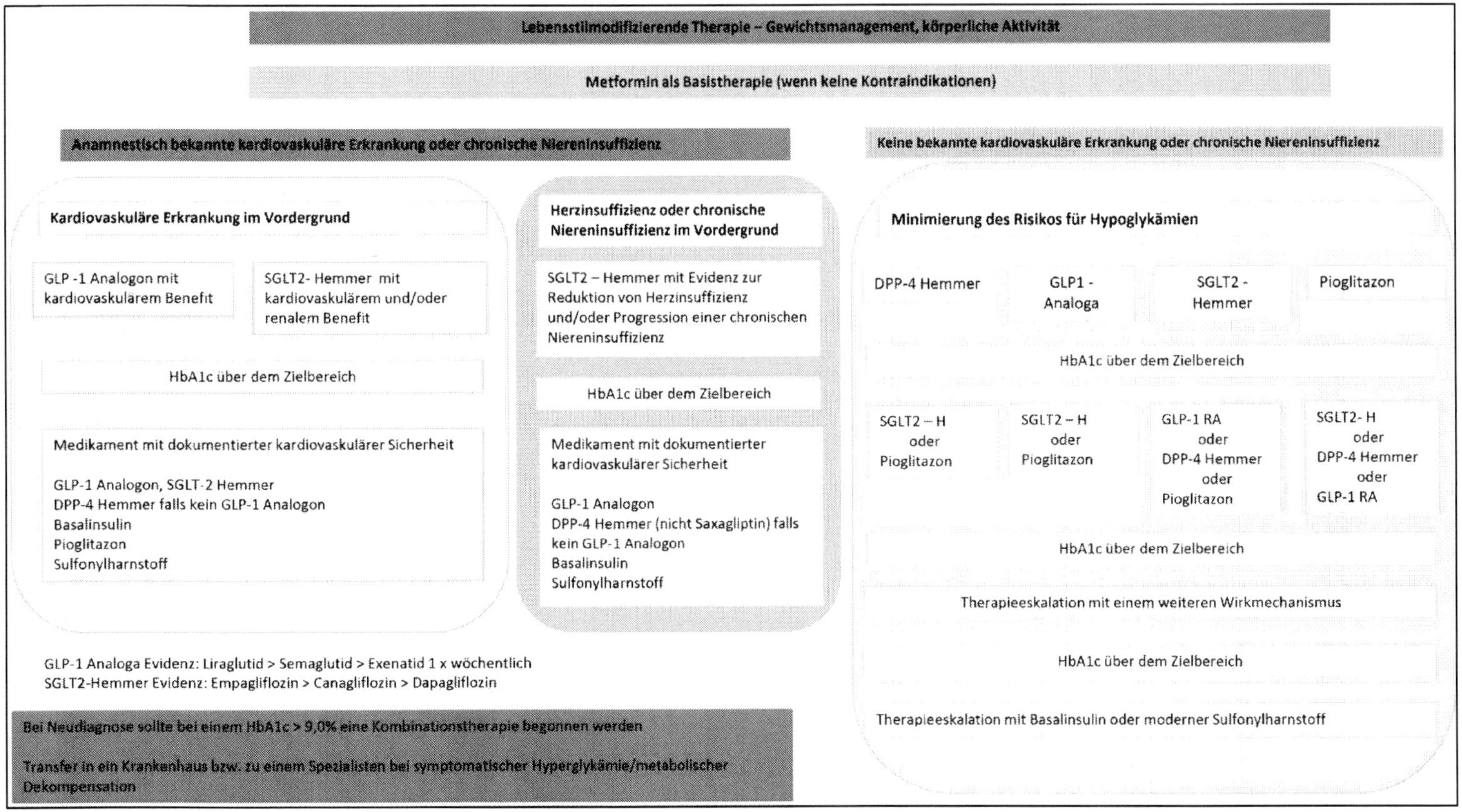

Abb. 6. Therapeutische Strategien zur Behandlung des Diabetes mellitus Typ 2 in Abhängigkeit von den Komorbiditäten entsprechend den Leitlinien der Österreichischen Diabetes Gesellschaft 2019

Quelle: Clodi M, Abrahamian H, Brath H et al. Antihyperglykämische Therapie bei Diabetes mellitus Typ 2. Wien Klin Wochenschr (2019) 131 (suppl 1): in press

Ziel der Lebensstilmodifikation

BMI:	< 25 kg/m^2 optimal
	< 27 kg/m^2 ausreichend
Bauchumfang:	Männer < 100 cm
	Frauen < 90 cm
Nikotin:	Stop
Bewegung:	3–4 x pro Woche 30–60 Minuten

Therapieziele

- Glukose präprandial: 80–120 mg/dl
- Glukose postprandial: < 160 mg/dl
- HbA1c: < 6,5 % (wenn ohne Hypoglykämien erreichbar < 6 %, in Abhängigkeit von Begleiterkrankungen, Hypoglykämie-Anamnese und -Risiko, Lebenserwartung, Patientenwunsch auch > 7,5 %)
- RR < 140/90 mm Hg
- LDL-Chol < 70 mg/dl

Diät

Die Grundlage der Therapie ist das weitgehende Vermeiden von rasch resorbierbaren Kohlenhydraten. Zur Gewichtsreduktion sollte der Fettgehalt der Nahrung reduziert werden. Solange noch kein insulinpflichtiger Diabetes besteht kann auf das Berechnen von Broteinheiten (BE, entspricht 12 g Kohlenhydraten) verzichtet werden. Als Faustregel gilt, dass bei korrekter Zusammensetzung der Nahrung (50 % KH, 30 % Fette, 20 % EW) eine BE ungefähr 100 kcal entspricht.

Orale Antidiabetika und Inkretinmimetika

Die Wirkprinzipien bzw. Vor- und Nachteile der zur Verfügung stehenden oralen Antidiabetika und Inkretinmimetika sind in Tab. 6 bzw. Tab. 7 zusammengefasst.

Tab. 6

Arzneimittel	Hauptwirkort	Wirkung
Metformin	Leberstoffwechsel	Abnahme der Insulinresistenz und der hepatischen Glukoseproduktion
Sulfonylharnstoffe	β-Zelle des Pankreas	Insulinfreisetzung
Glitazone	Fettgewebe (PPARγ), Muskel	Abnahme der Insulinresistenz
Glukosidasehemmer	Darm	Hemmung der Kohlenhydratresorption
DPP-4-Hemmer	Pankreas, Leber	Glukose-abhängige Steigerung der Insulinsekretion, Verminderung der Glukagonsekretion
SGLT2-Hemmer	Niere	Verminderung der Glukoserückresorption im proximalen Tubulus der Niere

Tab. 7. adaptiert und aktualisiert nach ÖDG-Leitlinie 2016

Klasse	HbA1c	Hypoglykämie	Vorteile	Nachteile
Metformin	↓↓	Nein	Gewichtsneutralität, Reduktion makrovaskulärer Ereignisse	KI- und GI-Nebenwirkungen
Alpha-Glucosidase-Hemmer	↓	Nein	verbesserte postprandiale BZ-Kontrolle, gewichtsneutral	GI-Nebenwirkungen schwach wirksam
DPP-4-Hemmer	↓–↓↓	Nein	verbesserte postprandiale BZ-Kontrolle, gewichtsneutral	schwach wirksam
Glitazone (Pioglitazon)	↓↓	Nein	Reduktion makrovaskulärer Ereignisse	Gewichtszunahme, periphere Ödeme, Frakturen bei postmenopausalen Frauen
GLP-1-Rezeptor-Agonisten	↓↓	Nein	Gewichtsreduktion, Blutdrucksenkung, Reduktion kardiovaskulärer Ereignisse	GI-Nebenwirkungen, nur subkutan verfügbar, noch keine Langzeitdaten

Klasse	HbA1c	Hypo-glykämie	Vorteile	Nachteile
SGLT2-Hemmer	↓↓	Nein	Gewichtsreduktion, Blutdrucksenkung, Reduktion kardiovaskulärer Ereignisse	Urogenitalinfekte, Dehydratationsgefahr in Kombination mit Diuretika, „stumme" Ketoazidosen, noch keine Langzeitdaten
Insulinsekretagoga				
Glinide	↓–↓↓	Ja	verbesserte postprandiale BZ-Kontrolle	3 x tägl. Dosierung, mögliche Gewichtszunahme, kaum Wirkung auf die Nüchternglukose, Hypoglykämien
Sulfonylharnstoffe	↓↓	Ja	Rascher Wirkeintritt, vor allem verbesserte postprandiale BZ-Kontrolle	Gewichtszunahme, kaum Wirkung auf die Nüchternglukose, Hypoglykämien
Insulin	↓↓↓	Ja	keine Dosisobergrenze, viele Arten, flexible Regelungen	Gewichtszunahme

↓ ≤ 1,0 % HbA1c-Senkung, ↓↓ 1,0–2 % HBA1c-Senkung, ↓↓↓ noch stärkere HbA1c-Senkung

Metformin (ein Biguanid)

Der Wirkort ist die Mitochondrienmembran in den Leberzellen. Durch Aktivierung der AMP-abhängigen Proteinkinase wird die Verwertung der Brenztraubensäure gehemmt. Es resultiert eine Verminderung der Glukoneogenese und Fettsäuresynthese. Weiters trägt eine verbesserte Glukoseverwertung im Muskel zur Blutzucker-Senkung bei.

AMP (Adenosinmonophosphat), ein Signal für Zellstress, steigert die zelluläre Glukoseaufnahme sowie die Fettsäure-Oxidation im Muskel und hemmt die Fettsäuresynthese und Glukoneogenese. Sein Effektor ist die AMP-abhängige Kinase, die den Koaktivator der Transkription, TORC2 (= Transducer of Regulated CREB activity 2), inaktiviert.

Das Antidiabetikum Metformin führt indirekt zu einer AMPK-Aktivierung, der Angriffspunkt ist die Mitochondrienmembran.

Günstige Eigenschaften von Metformin

- „insulinsparend" – Vermeidung des anabolen Insulineffekts (= Gewichtszunahme)
- hypoglykämische Zwischenfälle kommen sehr selten vor (nach Alkoholexzess, da Alkohol selbst den BZ senkt oder bei Kombination mit Insulin oder Insulin-Sekretagoga)
- reduziert die Triglyzeridspiegel
- präventiv gegen makrovaskuläre Spätkomplikationen

Metformin ist grundsätzlich Therapie der ersten Wahl des Typ 2 Diabetes, wenn keine Kontraindikation vorliegt.

Dosierung: 500–2000 mg/d

Nebenwirkungen

- Flatulenz, Übelkeit und Diarrhoe (meist vorübergehend), langsame Dosissteigerung bei Therapiebeginn verbessert Verträglichkeit
- Laktatazidose durch verminderten Laktat-Abbau
  auslösende Ursachen:
  - Hypoxämie (z. B. akute Herzinsuffizienz, Lungenerkrankungen)
  - Akkumulation durch Niereninsuffizienz

Kontraindikationen

- Niereninsuffizienz (Dosisreduktion bei GFR < 45 ml/min, KI bei GFR < 30 ml/min)
- Schwere Leberinsuffizienz
- Schwere Herzinsuffizienz
- Schwere Infekte
- Kritisch kranke Patienten (ICU)
- Operationen
- Alkoholabusus

Insulin-Sekretagoga

Tab. 8

Substanz	t ½ (h)	Wirkdauer (h)	Elimination	Dosierung (mg)
Sulfonylharnstoffe				
Glibenclamid	9	24	Niere	1 x tgl. 0,5–15
Gliclazid	10	24	Leber/Niere	1 x tgl. 30–120
Glimepirid	5–8	24	Leber/Niere	1 x tgl. 1–6
Gliquidon	8	24	Leber	1 x tgl. 15–120
Glinide				
Repaglinid	1	sehr kurz	Leber	3 x tgl. 0,5–2

Der Angriffspunkt ist die SUR1-Untereinheit des ATP-empfindlichen Kalium-Kanals der β-Zelle. Dies bewirkt

- Zunahme der Insulinfreisetzung
- Sinken des zirkulierenden Glukagons

Insulinsekretagoga senken auch den euglykämischen Blutzucker (*Cave:* Hypoglykämien!), sind aber gut wirksam bei Hyperglykämie. Obwohl die Insulinfreisetzung einer Wirkungsabnahme unterliegt (reversible Down-Regulation von SUR1), bleibt die Blutzucker-senkende Wirkung bei niedrig normalem Insulinspiegel länger erhalten.

Nebenwirkungen

- Hypoglykämische Zwischenfälle sind die häufigste Nebenwirkung von Insulin-Sekretagoga, wobei es Unterschiede zwischen den Präparaten gibt. Unter Therapie mit Glibenclamid besteht ein hohes, unter Glimepirid und Gliclazid ein niedrigeres Risiko.
  Grund: Selbst bei niedriger Plasmaglukose fördert Glibenclamid die Insulinfreisetzung und unterdrückt die Glukagonfreisetzung, Glimepirid hingegen hat diesen Effekt nicht. Zudem können Sulfonylharnstoffe zur Gewichtszunahme führen.

selten:

- Ausschlag
- Alkoholunverträglichkeit
- Leukopenie
- Hepatopathie

Kontraindikation

- Leber- und Niereninsuffizienz (Letzteres gilt nicht für Gliquidon)
- Schwangerschaft

Hemmstoffe der α-Glucosidasen

Tab. 9

Substanz	Elimination	Dosierung (mg)
Acarbose	Niere	3 x tgl. 50–100
Miglitol	Leber/Niere	3 x tgl. 50–100

Wirkung

Der Aufschluss von Disacchariden im Darm wird verzögert, wodurch die Resorption von Kohlehydraten vermindert und postprandiale BZ-Spitzen abgeflacht werden.

Nebenwirkungen

Flatulenz, selten Diarrhoe

Wechselwirkungen
Hemmt Resorption von Digoxin

Thiazolidindione (Glitazone)

Tab. 10

Substanz	Elimination	Dosierung (mg)
Pioglitazon	Leber	1 x tgl. 15–45

Glitazone wirken über den Liganden gesteuerten Transkriptionsfaktor Peroxisomen-Proliferator-Aktivator-Rezeptorγ (PPARγ) in Adipozyten. PPARγ ist für die Differenzierung von Adipozyten verantwortlich: Zellzahl ↑, Zellgröße ↓. Es resultiert durch Zunahme des subkutanen Fettes eine Gewichtszunahme, die Aufnahme und Verwertung von freien Fettsäuren und Glukose in die Fettzellen wird gesteigert. Die Gewichtszunahme wird auch durch Flüssigkeitsretention gefördert. Das metabolisch ungünstige viszerale Fettgewebe wird reduziert. Durch die verminderten Spiegel an freien Fettsäuren nimmt die Insulinempfindlichkeit von Leber und Muskel zu. Wichtig für den günstigen Effekt bei Diabetes mellitus: PPARγ-Aktivierung induziert Adiponectin, ein Hormon aus Fettzellen → Adiponectin aktiviert AMPK → Glukoseausstoß der Leber ↓, Verwertung von freien Fettsäuren und Glukose ↑. Die maximale Wirkung ist nach mehreren Wochen erreicht.

Besonderheiten
Durch die hepatische Elimination ist bei Niereninsuffizienz keine Dosisanpassung notwendig.

Nebenwirkungen
- Gewichtszunahme
- reversible Leberschäden
- Neigung zu systemischen Ödemen durch Na-Retention
- Anämie: Hb-Abnahme um 2–4 %
- erhöhte Inzidenz von Knochenbrüchen besonders bei Frauen

Kontraindikation
- Herzinsuffizienz
- Leberinsuffizienz
- Osteoporose

Modulatoren des Inkretin-Systems
Inkretine sind im Gastrointestinaltrakt produzierte Hormone, die wesentlichen Anteil an der Steuerung der Insulinsekretion haben.

Glucagon-like Peptid-1 (GLP-1) wird bei Nahrungsaufnahme aus den L-Zellen des Darms sezerniert. Der Abbau erfolgt innerhalb weniger Minuten durch das Enzym Dipeptidylpeptidase 4 (DPP 4). Nach Bindung an den GLP-1-Rezeptor wird die Wirkung über zyklisches AMP und/oder andere intrazelluläre Signalbahnen vermittelt:

- vermehrte Freisetzung von Insulin
- verminderte Freisetzung von Glukagon
- verzögerte Magenentleerung
- verminderter Appetit

Bei Typ-2-Diabetikern ist die Sekretion von GLP-1 deutlich reduziert. Mögliche pharmakologische Eingriffe sind 1) Substitution von GLP-1 und 2) Hemmung des Abbaus von GLP-1.

Inkretinmimetika
Inkretinmimetika sind strukturell dem GLP-1 verwandte Substanzen mit längerer Halbwertszeit als das humane Peptid und können somit je nach Präparat von 2 x täglich bis nur 1 x wöchentlich verabreicht werden. Die derzeit am Markt befindlichen GLP-1 Analoga müssen subkutan injiziert werden. Oral verfügbare Analoga sind in Entwicklung.

Exenatid war das erste GLP-1 Analogon. Es ist ein synthetisch hergestelltes Peptid mit 39 Aminosäuren, das ursprünglich im Speichel der nordamerikanischen Gila-Krustenechse (Heloderma suspectum) gefunden wurde. Es ist zu etwa 50 % strukturident mit GLP-1, wird jedoch durch die modifizierte Struktur wesentlich langsamer abgebaut (mittlere HWZ ca. 2,4 h; GLP-1 hat eine Halbwertszeit von 1–2 Minuten).

Exenatid wird 2 x täglich in einer Dosis von 5–10 µg innerhalb von 60 Minuten vor einer Mahlzeit subkutan appliziert. Die Induktion der Sekretion von Insulin erfolgt glukoseabhängig, sodass bei Kombination mit Metformin praktisch keine Gefahr von Hypoglykämien besteht. Durch die Verabreichung von Exenatid werden supraphysiologische Konzentrationen von GLP-1 erreicht.

Durch die verzögerte Magenentleerung wird einerseits die postprandiale Hyperglykämie günstig beeinflusst, andererseits das Sättigungsgefühl gesteigert, sodass es bei vielen Patienten langfristig zu einer Gewichtsabnahme kommt. Exenatid steht auch in einer retardierten Form zur einmal wöchentlichen Injektion zur Verfügung (Bydureon®).

Nebenwirkungen (gelten auch für die anderen GLP-1 Analoga)

- Übelkeit
- Erbrechen
- Diarrhoe
- Abdominelle Schmerzen
- Hypoglykämien bei Kombination mit Sulfonylharnstoffen und Insulin
- Reaktionen an der Injektionsstelle

Liraglutid ist strukturell dem GLP-1 ähnlicher und muss aufgrund einer Halbwertszeit von 11 bis 15 Stunden nur einmal täglich verabreicht werden. Der Wirkmechanismus und das Nebenwirkungsprofil sind dem von Exenatid ähnlich. In Studien führt Liraglutid im Vergleich zu anderen GLP-1 Analoga zu einer stärkeren Gewichtsreduktion und ist daher in höherer Dosierung zur Behandlung von Übergewicht adipöser Patienten ohne Diabetes zugelassen. Liraglutid senkt die Rate kardiovaskulärer Ereignisse bei Diabetes-Patienten mit vorbestehender kardiovaskulärer Erkrankung.

Lixisenatid ist ein kurzwirksames Inkretinmimetikum und strukturell eher dem Exenatid verwandt. Es wird täglich einmal verabreicht und verbessert vor allem den postprandialen Blutzuckerspiegel. Das Nebenwirkungsprofil entspricht dem der anderen Inkretinmimetika.

Albiglutid ist ein GLP-1-Dimer, das mit dem humanen Protein Albumin fusioniert ist. Die Aminosäure Alanin an Position 8 wurde durch ein Glycin ersetzt, was zu einem reduzierten Abbau über DPP-4 führt. Dies resultiert gegenüber humanem GLP-1 in einer wesentlich längeren Halbwertszeit von 6 bis 8 Tagen, weshalb es nur einmal wöchentlich verabreicht wird. Albiglutid wurde allerdings 2017 vom Hersteller vom Markt genommen.

Dulaglutid ist ebenfalls ein Fusionsprotein, das aus zwei identischen Ketten besteht und zu 90 % dem natürlichen GLP-1 entspricht. Es wurde modifiziert damit es nicht durch humane DPP-4 abgebaut wird. Es hat somit eine Halbwertszeit von etwa 5 Tagen und muss daher ebenfalls nur einmal wöchentlich verabreicht werden.

Das Nebenwirkungsprofil entspricht dem der anderen Inkretinmimetika. Dulaglutid ist nach Liraglutid das zweite GLP-1 Analogon, welches bei Typ-2-Diabetikern das kardiovaskuläre Risiko senkt.

Inhibitoren der Dipeptidylpeptidase 4 (DPP4-Hemmer oder Gliptine)

Die zweite Möglichkeit, die erniedrigten GLP-1-Spiegel bei Typ-2-Diabetikern zu heben, ist eine Verlangsamung des Katabolismus. Gliptine sind kompetitive Hemmer der DDP4, wodurch auch der Katabolismus eines anderen Inkretins, des Glucose-dependent insulinotropic polypeptide (GIP) verzögert wird. Die Konzentration von beiden Proteinen bleibt aber im physiologischen Bereich, weshalb Nebenwirkungen seltener auftreten als bei GLP-1 Analoga.

Der Vorteil dieser Substanzgruppe ist die Möglichkeit der oralen Verabreichung. Derzeit sind in Österreich Sitagliptin, Vildagliptin, Saxagliptin, Linagliptin und Alogliptin zugelassen, wobei die Unterschiede zwischen den Substanzen im Wesentlichen pharmakokinetisch sind.

Die maximale Dosierung beträgt:

- Sitagliptin: 100 mg 1 x tgl.
- Vildagliptin: 50 mg 2 x tgl.
- Saxagliptin: 5 mg 1 x tgl.
- Linagliptin: 5 mg 1 x tgl.
- Alogliptin: 25 mg 1 x tgl.

Tab. 11. GLP1-Agonisten vs. DPP4-Hemmer

	Inkretinmimetika	**DDP4-Hemmer**
Verabreichung	s. c.	p. o.
GLP1-Konzentrationen	sehr hoch	hoch
Wirkmechanismus	GLP-1	GLP-1 + GIP
Vermehrte Insulinsekretion	ja	ja
Reduzierte Glukagonsekretion	ja	ja
Magenentleerung	verzögert	normal
Appetitreduktion	ja	nein
Gewichtsverlust	ja	gering
Übelkeit, Erbrechen	ja	nein
β-Zell Protektion (im Tierexperiment)	ja	ja
Immunogenität	ja	nein

Sodium-glucose co-transporter (SGLT)2-Inhibitoren oder Gliflozine

SGLT2 (sodium-dependent glucose co-transporter) resorbiert Glukose zusammen mit Natrium aus dem Primärharn. Derzeit sind drei SGLT-2 Hemmer zugelassen, Dapagliflozin, Canagliflozin und Empagliflozin. Die maximale Tagesdosis beträgt 10 mg für Dapagliflozin, 300 mg für Canagliflozin und 25 mg für Empagliflozin. Bei eingeschränkter Nierenfunktion ist die blutzuckersenkende Wirkung der Gliflozine reduziert, bei einer GFR < 60 ml/min dürfen sie nicht bzw. nur in reduzierter Dosis verschrieben werden und bei einer GFR < 45 ml/min sollten sie abgesetzt werden.

Diese neue Medikamentengruppe hemmt die Glukoserückresorption im proximalen Tubulus und induziert damit eine Glukosurie von ca. 70 g pro Tag, was einem Kalorienverlust von 280 kcal entspricht. Somit kommt es neben einer Verbesserung der Blutglukose zu einem Gewichtsverlust und einer Verminderung des Blutdrucks. Mögliche Nebenwirkungen sind Infektionen im Urogenitaltrakt, sodass bei prädisponierten PatientInnen Vorsicht geboten ist. Zudem kann es besonders bei betagten PatientInnen bei gleichzeitiger Diuretikatherapie z. B. im Rahmen einer Herzinsuffizienz zu Dehydratation und Elektrolytstörungen kommen. Weiters wurde bei Anwendung von SGLT-2-Hemmern bei Typ-1-Diabetikern (nicht zugelassen) aber auch bei Typ-2-Diabetikern über die Möglichkeit des Auftretens von normoglykämen = „stummen" Ketoazidosen berichtet. Durch die Glukosurie können die Blutglukosespiegel im Normbereich liegen obwohl bereits ein Ketoazidose vorliegt.

Diabetische Folgekrankheiten (Spätkomplikationen)

Makroangiopathie = Arterielle Verschlusskrankheit (AVK)
Nicht diabetesspezifisch, jedoch akzeleriert mit Neigung zu Mediasklerose

Ursache

Atherosklerose

- peripher (pAVK): Schwerpunkt US-Gefäße
- zentral (cAVK): A. carotis interna
- koronare Herzkrankheit (KHK)

Symptome

pAVK:

- Claudicatio intermittens
- ischämisches Ulcus
- Gangrän

Die charakteristischen Schmerzen bei Belastung „Claudicatio intermittens" treten immer unterhalb des Gefäßverschlusses bzw. der Stenose auf. Bei dem für Diabetiker typischen Verschluss bzw. der Stenose der Unterschenkelarterien treten die Schmerzen daher besonders in den Füßen auf. Je nach Länge der schmerzfreien Gehstrecke (SFGS) erfolgt die klinische Einteilung nach Fontaine:

Tab. 12

Stadium	Symptomatik
I	Stenosen oder Verschlüsse ohne klinische Symptome
II a	Claudicatio intermittens (Schaufensterkrankheit), beschwerdefreie Gehstrecke über 200 m
II b	Claudicatio intermittens, Gehstrecke unter 200 m
III	Ischämischer Ruheschmerz bei Horizontallage, keine trophischen Störungen, muskuläre Inaktivitätsatrophie
IV	Ischämischer Ruheschmerz mit trophischen Störungen, Nekrose oder Gangrän

cAVK:

- transistorische ischämische Attacke (TIA, Restitutio ad integrum innerhalb von 24 h)
- prolonged reversible ischaemic neurological deficit (PRIND, Restitutio ad integrum innerhalb von 1 Woche)
- Insult

KHK:

- Angina pectoris
- Myokardinfarkt
- ischämische Kardiomyopathie

Diabetiker haben bei KHK eine schlechtere Prognose als nicht diabetische Patienten. Dafür gibt es mehrere Gründe:

- Durch die autonome Neuropathie fehlt häufig die als Warnsignal wichtige Schmerzsymptomatik beim Herzinfarkt, wodurch die Behandlung verzögert wird.
- Es sind häufiger alle Koronargefäße diffus betroffen.
- Nach Revaskularisation (Stents bzw. Bypass-Operation) kommt es häufiger zum Wiederverschluss.

Diagnostik

pAVK und cAVK:	Farbduplexsonographie, MR- oder CT-Angiographie
KHK:	(Belastungs-)EKG, Myokardszintigraphie, Coronar-CT, Koronarangiographie

Therapie

Konservativ:

Optimierung von Blutdruck, Hyperlipidämie (LDL-Cholesterin < 70 mg/dl) und Glykämie plus Nikotinkarenz

pAVK: Fußpflege, orthopädisches Schuhwerk

Thrombozytenaggregationshemmer

Interventionell:

Angioplastie, Stent-Implantation

Thrombendarteriektomie

Bypass-Operation

Mikroangiopathie (diabetische Nephropathie, Retinopathie)

Diabetische Nephropathie

Ursache

Die diabetische Nephropathie wird in erster Linie durch eine Schädigung der glomerulären Basalmembran bedingt. Zunächst kommt es zu einem Verlust der negativen Ladung der Basalmembran (Stadium der Mikroalbuminurie), in weiterer Folge werden die Poren der Basalmembran für immer größere Eiweißkörper durchlässig.

Bei etwa 60 % der Typ-1-Diabetiker ist ohne spezifische Therapie nach einer Diabetesdauer von 20 Jahren mit einer terminalen Niereninsuffizienz zu rechnen. Bei Typ-2-Diabetikern ist die Prognose günstiger und nur 4–8 % leiden nach 20 Jahren an Nierenversagen.

Schädigende Noxen bei diabetischer Nephropathie:

- Hyperglykämie
  - Hyperfiltration
  - Vermehrte Scherkräfte
  - Direkte Wirkungen an der Basalmembran
- Arterielle Hypertonie
- Hyperlipidämie
- Nikotinabusus

Tab. 13. Definition der Proteinexkretion im Harn

	Albumin/Kreatinin Ratio (Spontanharn) mg/g
normal	< 30
Mikroalbuminurie	30–300
Makroproteinurie	> 300

Als sensitivstes Screening auf diabetische Nephropathie hat sich die Bestimmung der Albuminexkretion erwiesen. Bei jedem Diabetiker sollte diese Bestimmung jährlich durchgeführt werden, ein erstmals erhöhter Wert muss nach 2–4 Wochen bestätigt werden, um eine vermehrte Albuminexkretion durch interkurrente Erkrankungen (z. B. Harnwegsinfekt) auszuschließen. Die Bestimmung im Spontanharn hat sich mittlerweile als Standard etabliert.

Nach Proteinexkretion und Nierenfunktion (durch Berechnung der glomerulären Filtrationsrate) lässt sich die diabetische Nephropathie in Stadien einteilen:

Tab. 14. Stadien der diabetischen Nephropathie (vereinfacht nach den Leitlinien der ÖDG 2007)

Stadium	Definiert durch	Albumin/Kreatinin Ratio	Krea.-Cl. ml/min
1 a	Mikroalbuminurie ⊥ Nierenfunktion	30–300	> 90
1 b	Makroalbuminurie ⊥ Nierenfunktion	> 300	> 90
2	↓ Nierenfunktion	> 300	60–89
3 a	↓↓ Nierenfunktion	> 300	45–59
3 b	↓↓ Nierenfunktion	> 300	30–44
4	↓↓↓ Nierenfunktion	> 300	15–29
5	terminale Niereninsuffizienz	abnehmend	< 15

Da das Serum-Kreatinin keine genaue Aussage über geringe Einschränkungen der Nierenfunktion erlaubt, sollte die Nierenfunktion durch Bestimmung der glomerulären Filtrationsrate (GFR) eingeschätzt werden. Am genauesten kann die GFR durch Sammeln eines 24-h-Harnes bestimmt werden, in der klinischen Praxis werden aber häufig Näherungsformeln (z. B. Cockroft-Gault oder MDRD) verwendet.

Symptome

- Hypertonie
- Ödeme
- Hyperkaliämie
- Hyperphosphatämie
- Azidose
- Anämie
- Sekundärer Hyperparathyreoidismus
- Urämie

Therapie

- ACE-Hemmer
- Blutdruckeinstellung auf Werte ~ 130/80 mmHg
- Nikotinkarenz
- Angiotensin-Rezeptorblocker
- Striktes Einhalten der Therapieziele für Diabetes mellitus

Diabetische Augenerkrankung

Diabetes mellitus kann am Auge mehrere Folgeerkrankungen verursachen:

- Retinopathie
- Makulopathie
- Katarakt

Das Auftreten dieser Erkrankungen korreliert mit Diabetesdauer und Stoffwechselkontrolle. Bei Typ-1-Diabetes ist nach 20 Jahren Erkrankungsdauer bei 95 % der Patienten mit einer Retinopathie zu rechnen, während bei Typ-2-Diabetes bereits bei Diagnosestellung ein Drittel der Patienten pathologische Veränderungen der Netzhaut aufweist.

Ursache

Nicht proliferative Retinopathie

Durch Schädigung der Kapillaren entstehen einerseits Okklusionen (diese führen zur Minderversorgung der Netzhaut mit Sauerstoff), andererseits führt erhöhte Permeabilität durch Degeneration der Perizyten zu Blutungen und Ödemen bzw. weichen Exsudaten.

Proliferative Retinopathie

In weiterer Folge wird durch die Gewebshypoxie die Neubildung von Gefäßen induziert. Es entstehen retinovitreale Membranen, die eine Traktionsablation der Retina verursachen können. Die neu gebildeten Gefäße sind auch Gefahrenstellen für Blutungen in den Glaskörper.

Treten Gefäßneubildungen am Pupillarsaum der Iris auf (Rubeosis iridis) besteht höchste Gefahr, da durch Verschluss des Kammerwinkels ein Glaukom entstehen kann, das kurzfristig zum Verlust der Sehkraft führen kann.

Diabetische Makulopathie

Durch ischämische Schädigung (ischämische Makulopathie) und Ödeme (diabetisches Makulaödem) bedingt. Kann zur Erblindung führen.

Diagnostik

Da es erst bei fortgeschrittenen Schädigungen der Netzhaut zu Visusbeeinträchtigungen kommt, ist eine regelmäßige, zumindest einmal jährliche Kontrolle beim Augenarzt (inklusive Funduskopie) erforderlich.

Therapie

- nicht proliferative Retinopathie: Optimierung der Stoffwechselkontrolle
- proliferative Retinopathie: panretinale Laserkoagulation, intravitreale Therapie mit anti-VEGF-Antikörpern
- Rubeosis iridis: Laserkoagulation
- Glaskörperblutung, Traktionsamotion: Vitrektomie
- klinisch signifikantes Makulaödem: Laserkoagulation, intravitreale Therapie
- Katarakt: Linsenersatz
- Behandlung mit Fenofibrat reduziert Risiko für Retinopathie

Neuropathie

Ursache

Thrombopathie der V. nervorum, unklare metabolische Veränderungen (Sorbitol)

Symptome

Periphere Polyneuropathie

Verlust von Sensibilitäts-, Schmerz- und Temperaturempfinden → Fußfehlbelastung → neuropathische Druckulcera (diabetischer Fuß) und degenerative Gelenksveränderungen (Charcot-Gelenke)

Autonome Neuropathie

- Gastroparese, Diarrhoe
- Verlust der kardialen Schmerzempfindung
- Impotenz
- Kutan: trockene schuppende Haut, Anhidrose, Haarverlust

Mononeuritis

jeder Nerv kann betroffen sein, häufig Gesichtsnerven

Diagnostik

- Eigenreflexe ↓
- Temperaturempfinden ↓
- Tastsinn ↓ (Mikrofilamenttest)
- Vibrationsempfinden ↓ (Stimmgabel)
- (Messung der Nervenleitgeschwindigkeit)
- (Messung der Magenentleerungszeit)

Therapie

Optimierung der Glykämie, Thioctazid, Amitryptilin, Gabapentin, Pregabalin

Gestationsdiabetes (GDM)

Definition

Jede Erstmanifestation einer Hyperglykämie in der Schwangerschaft unabhängig von der Ursache

Ursache

erhöhter Insulinbedarf in der Schwangerschaft (physiologische Insulinresistenz) führt zur vorzeitigen Manifestation einer Diabetesanlage

Risikofaktoren

- GDM in einer vorangegangenen Gravidität
- Prädiabetes in der Anamnese
- Kongenitale Fehlbildung in einer vorangehenden Gravidität
- Geburt eines Kindes > 4.500 g
- Totgeburt
- Habitueller Abortus (> 3 Fehlgeburten hintereinander)
- Alter

Symptome

für die Mutter meist asymptomatisch

Schwangerschaftskomplikationen:

- embryonal: Missbildungen
- fetal: Makrosomie → erhöhtes Geburtsrisiko, postpartale Hypoglykämie, Reifungsstörungen

Diagnostik

in der 24.–28. Schwangerschaftswoche (bei Vorliegen eines erhöhten Risikos für Diabetes früher) 75 g OGTT mit strengeren Grenzwerten als bei Nichtschwangeren

Grenzwerte für venöse Plasmaglukose:

nüchtern ≥ 92 mg/dl 1 h ≥ 180 mg/dl 2 h ≥ 153 mg/dl

bereits ein pathologischer Wert gilt als behandlungsbedürftig

Therapie

Therapieziel

BG nüchtern < 95, 1 h postprandial < 140 mg/dl

Diät

mehrere kleine Mahlzeiten über den Tag verteilt

bei Übergewicht: ca. 20 kcal/kg Körpergewicht

Blutglukose-Selbstkontrolle

nüchtern und jeweils 1 h postprandial

Medikamentöse Therapie

Die meisten oralen Antidiabetika sind kontraindiziert, daher meist Insulin.

MODY

Ursache

MODY ist eine Gruppe von Erkrankungen, die durch Mutationen von Genen des Glukosestoffwechsels verursacht werden. Der Erbgang ist autosomal dominant. Man rechnet, dass ca. 1–5 % der Diabetes-Patienten an einem MODY erkrankt sind.

Verlauf

Die Manifestation erfolgt meistens in der Jugend oder im frühen Erwachsenenalter. Für die häufigsten Formen sind Gendefekte beschrieben worden.

- **Typ 1**

Mutation von Hepatic Nuclear Factor 4α (HNF 4α)
selten
Manifestation in der späten Pubertät
progressive und ausgeprägte Hyperglykämie

- **Typ 2**

Mutation des Glukokinase-Gens
zweithäufigste MODY-Form in Europa
Manifestation auch schon in der Kindheit
milder Verlauf

- **Typ 3**

Mutation von Hepatic Nuclear Factor 1α (HNF 1α)
häufigste MODY-Form in Europa
Manifestation in der frühen Pubertät
ausgeprägte Hyperglykämie
erniedrigte Nierenschwelle für Glukose

- **Typ 4**

Mutation des Insulin Promotor Factor 1 (IPF-1)
selten
milder Verlauf
Kombination aus verminderter Insulinproduktion und gestörter Proinsulin-Prozessierung, daher Sulfonylharnstoffe kontraindiziert

- **Typ 5**

Mutation von Hepatic Nuclear Factor 1β (HNF 1β)
sehr selten
zusätzlich Nierenbeteiligung: Zysten und Hypoplasie

- **Typ 6**

Mutationen von NeuroD1
sehr selten

Diagnostik

Der Verdacht auf einen MODY besteht bei:

- Autosomal dominantem Erbgang
- Fehlen von Inselzell-Antikörpern
- Manifestationsalter in früher Jugend

Die endgültige Diagnose erfolgt durch Nachweis einer Mutation.

Therapie

Anfangs Sulfonylharnstoffe (außer Typ 4), im Verlauf eventuell Insulintherapie

Differentialdiagnose der Diabetesformen

Tab. 15

	Typ-1-Diabetes	Typ-2-Diabetes	LADA	MODY
Manifestationsalter	meist Kinder, Jugendliche	nach dem 40. Lj. (bei ausgeprägter Adipositas auch früher)	nach dem 40. Lj.	vor dem 35. Lj.
Beginn	akut	meist schleichend	selten akut	schleichend
Symptome	häufig Polyurie, Polydipsie, Gewichtsverlust, Müdigkeit	oft keine	oft keine	oft keine
Ketonurie	stark	keine oder gering	keine oder gering	keine
Gewicht	meist normal	meist übergewichtig	normal bis erhöht	normal
Insulin-Sekretion	stark reduziert oder fehlend	meist hoch (zu Beginn)	stark reduziert	meist vermindert
Insulin-Resistenz	normal	erhöht	normal bis erhöht	normal
Familiäre Häufung	gering	stark ausgeprägt	nein	mehrere Generationen
Antikörper	oft vorhanden	keine	vorhanden	keine
Insulin-Therapie	sofort	erst nach Jahren	innerhalb von Monaten	selten notwendig

Schilddrüse

K. Kaserer, O. Koperek, M. Krebs, M. Kraupp, M. Willheim, R. Dudczak, A. Luger, M. Bischof, F. Kiefer

Anatomie

Form und Lage

Die Schilddrüse besteht aus zwei birnenförmigen Seitenlappen, die über den Isthmus miteinander verbunden sind. Median vom Isthmus nach kranial aufsteigend findet sich als Rest des Ductus Thyreoglossus der Lobus pyramidalis.

Die Schilddrüse wiegt 20–25 g, ein Seitenlappen misst etwa 4:2, 5:2 cm. Das Organ umfasst halbringförmig die Trachea, wobei sich der Isthmus auf Höhe des 2.–4. Trachealrings befindet. Die Seitenlappen bedecken seitlich die Schildknorpel des Larynx. Die SD ist über das Lig. thyreoideum an der Trachea fixiert.
An der Rückfläche der SD-Seitenlappen finden sich linsengroße gelbliche Körperchen – die **Epithelkörperchen** (Synonyme: Glandula parathyroidea, Nebenschilddrüse). Die oberen Epithelkörperchen sind am Übergang Pharynx-Ösophagus, die unteren am unteren SD-Pol nahe der A. thyreoidea inf. lokalisiert.

Beziehung der SD zur Umgebung

Begrenzung vorne:

- mittlere Halsfaszie mit Unterzungenbeinmuskulatur und gerader Halsmuskulatur (elastisch muskulöse Gurtung)
- Platysma

Begrenzung seitlich: M. sternocleidomastoideus
Begrenzung hinten: N. laryngeus recurrens (liegt in der Rinne zwischen Luft- und Speiseröhre)

Die mittlere Halsfaszie mit Unterzungenbeinmuskulatur und gerader Halsmuskulatur bildet eine elastisch muskulöse Gurtung um die SD und ist für die Kompression der Trachea und der damit verbundenen Symptomatik (Tracheakompression, Stridor, obere Einflussstauung) bei großen, raumfordernden Prozessen der SD verantwortlich.

Gefäßversorgung

Die Aa. thyroidales superiores entspringen der A. carotis externa und treten im Bereich der oberen Pole in die SD ein. Sie versorgen vorwiegend obere und ventrale Abschnitte der Schilddrüse und $^{1}/_{3}$ der oberen Nebenschilddrüsen.

Die A. thyreoidea inferior entspringt dem Truncus thyreocervicalis, gabelt sich in 2 Äste und versorgt kaudale und dorsale Abschnitte der Schilddrüse, sowie untere und $^{2}/_{3}$ der oberen Nebenschilddrüsen.

Der N. laryngeus recurrens (ein Ast des N. vagus) steht in direkter anatomischer Beziehung zu den zwei Ästen der A. thyreoidea inf. Er kreuzt, von caudal nach kranial verlaufend, die zwei horizontal in die SD einstrahlenden Arterienäste. Bei SD Operationen dient die A. thyreoidea inferior als Leitstruktur zum Auffinden des Nervens. Eine intra-operative Verletzung des N. layngeus recurrens kann zu Stimmbandlähmungen führen (Recurrensparese).

Feinbau

Die Schilddrüse ist umhüllt von einer dünnen fibrösen Kapsel, die mit Septen in die Drüse hineinreicht und damit eine irreguläre inkomplette Lappung bewirkt.

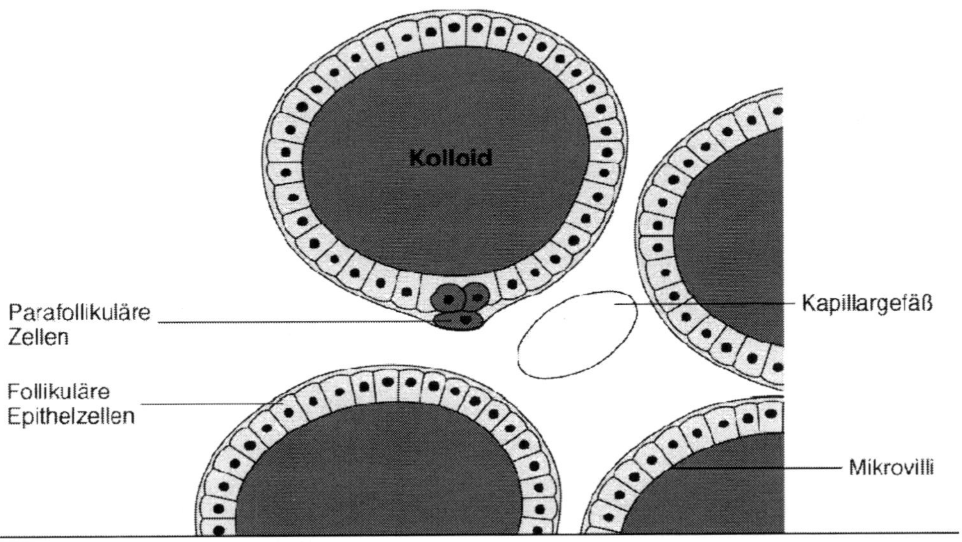

Abb. 1. Schilddrüsenfollikel

Die Grundbausteine der Schilddrüse auf mikroskopischer Ebene sind die Schilddrüsenfollikel (Abb. 1). Sie sind in Läppchen organisiert, in gefäßreiches Bindegewebe eingelagert und von Basalmembran umgeben. Sie stellen von Thyreozyten begrenzte Kugeln dar, die im histologischen Schnitt als Ringe erscheinen. Die Thyreozyten synthetisieren das Schilddrüsenhormon, das, an Thyreoglobulin gebunden, im Zentrum der Follikel gespeichert wird. Thyreoglobulin erscheint im histologischen Schnitt als Kolloid.

Weitere in der Schilddrüse lokalisierte hormonproduzierende Zellen sind die Calcitonin produzierenden C-Zellen (parafollikuläre Zellen). Sie liegen als einzelne Zellen oder in kleinen Gruppen zwischen Thyreozyten und Basalmembran und sind vor allem in den zentralen, mittleren und oberen Abschnitten der Schilddrüse zu finden.

Die Epithelkörperchen (Nebenschilddrüsen) finden sich, der Schilddrüse unmittelbar anhaftend, gelegentlich bei der histologischen Aufarbeitung von Schilddrüsenpräparaten. Sie sind hauptsächlich aus den PTH produzierenden Hauptzellen zusammengesetzt, die in Nestern und Haufen mit dazwischen liegenden Kapillaren und Fett angeordnet sind. Im histologischen Schnitt erkennt man die Hauptzellen an ihrem hellen glykogenhaltigen Zytoplasma. Im Gegensatz zu den Schilddrüsenzellen bilden die Hauptzellen der Nebenschilddrüsen keine Follikel.

Embryologie

Die SD-Entwicklung startet am Beginn der 3. Woche. Eine von der Zungenwurzel ausgehende Ausstülpung des Entoderms nach distal bildet den Ductus thyreoglossus. Am distalen Ende der Ausstülpung bilden nach lateral proliferierende Zellen die Seitenlappen. Der Ductus thyreoglossus obliteriert und hinterlässt den Lobus pyramidalis.

Ektopes Schilddrüsengewebe findet sich als Rest der embryologischen Entwicklung somit ausschließlich am Zungengrund und entlang der Mittellinie. Lateral am Hals aufgefundenes SD-Gewebe ist – unabhängig von der Differenzierung – immer verdächtig auf das Vorliegen von Metastasen eines Schilddrüsenkarzinoms. Ektopes Schilddrüsengewebe kann im Rahmen einer SD-Hyperplasie (Struma) ebenfalls wachsen und zu verdächtigen Knoten am Hals führen. Ductus-thyreoglossus-Zysten, die ebenfalls Ursache verdächtiger Halsknoten entlang der Mittellinie sein können, entstehen bei unvollständiger Obliteration des Ductus thyreoglossus.

Die C-Zellen entwickeln sich während der 5.–7. Woche aus der Neuralleiste (ektodermal), wandern in die 4. und 5. Rachentasche und werden schließlich der Schilddrüse inkorporiert. Der Abstieg der Schilddrüse ist in der 10.–12. Gestationswoche komplett, zu dieser Zeit finden sich bereits kleine Follikel, Jodaufnahme, auch Thyreoglobulin ist bereits vorhanden. Die Schilddrüsenhormonsynthese beginnt in der 11.–12. Woche.

Die Entwicklung der Epithelkörperchen beginnt in der 6. Woche. Die oberen EK entwickeln sich aus der IV. Schlundtasche, die unteren aus der III. Schlundtasche gemeinsam mit Thymus. Ektope Epithelkörperchen sind vor allem im Thymus lokalisiert. Aus diesem Grund wird bei vollständiger operativer Entfernung der Epithelkörperchen (z. B. als Therapie des sekundären Hyperparathyreoidismus) immer der Thymus mitreseziert, um Rezidive zu vermeiden.

Biochemie und Physiologie

Jod ist ein essentieller Bestandteil der Schilddrüsenhormone. Es kommt in der Natur in Form von Salzen als Jodid (I^-) vor. In elementarer Form liegt es als I_2 vor. Jod wird aus dem Darm resorbiert und der nicht in die Schilddrüse aufgenommene Anteil über die Nieren eliminiert. Der Tagesbedarf an Jod beträgt 150–250 µg. Ein erhöhter Jodbedarf besteht insbesondere bei Schwangeren und Stillenden. Da Österreich ein Jodmangelgebiet darstellt, ist zur Sicherstellung der Deckung dieses Bedarfs die Jodierung des Kochsalzes seit 1963 mit 10 mg/kg gesetzlich verordnet und 1990 auf 20 mg/kg erhöht worden. Ein Maß für die Versorgung mit Jod ist die Ausscheidung von Jodid im Harn.

Jod wird üblicherweise als Jodid aufgenommen, gelangt nach Resorption in das Blut und konsekutiv in den Extrazellulärraum, die weiteren Wege sind die Aufnahme in die Schilddrüse bzw. die Ausscheidung im Harn. Nach oraler Applikation von Jod im nüchternen Zustand ist Jodid schon nach 3 Minuten in der Schilddrüse nachweisbar, Nahrungsaufnahme verzögert dies um 10 bis 15 Minuten. Die Absorption ist üblicherweise nach 2 Stunden abgeschlossen. Das absorbierte Jod hat einen vorwiegend extrazellulären Verteilungsraum, der ca. 40 % des Körpergewichts entspricht. Von der Schilddrüse und der Niere wird der größte Teil von Jodid aus dem Plasma entfernt. Die renale Clearance ist weitgehend von der Jodzufuhr unabhängig. Die Schilddrüse entfernt Jodid aus dem Plasma in Abhängigkeit von der Jodzufuhr. Im Plasma findet sich bei normaler Jodzufuhr eine Konzentration von 10–15 µg/l Jodid; die Gesamtmenge an Jodid im Extrazellulärraum beträgt etwa 250 µg.

Die Jodaufnahme in die Schilddrüse erfolgt über den **Natrium-Jodid-Symporter** gegen ein Konzentrationsgefälle. Die intrazelluläre I^--Konzentration erreicht Werte bis zum 250-fachen der Serumkonzentration. Neben der Schilddrüse nehmen auch andere Gewebe, wie Speichel- und Tränendrüsen, die Magenschleimhaut, die laktierende Brustdrüse, die Plazenta und der Plexus choroideus Jod auf. Im Gegensatz zur Schilddrüse findet sich hier keine Organifikation und die Jodaufnahme über den Natrium-Jodid-Symporter steht hier auch nicht unter Kontrolle von TSH.

In Abhängigkeit vom Funktionszustand der Schilddrüse und der Verfügbarkeit von Jod ist die Jodidkonzentration in der Schilddrüse 20- bis 50-mal höher im Vergleich zum Plasma. Jodid ist in den Schilddrüsenzellen nur für einen kurzen Zeitraum in ungebundenem Zustand vorhanden. Im Steady-State beträgt der Anteil an freiem Jodid am Jodpool der Schilddrüse weniger als 1 %.

Die einzelnen Schritte des Jodstoffwechsels der Schilddrüse betreffen zunächst das „**Trapping**", dies ist die Aufnahme von Jodid gegen ein Konzentrationsgefälle. Nachfolgend findet sich die „**Jodination**", hier wird Jodid rasch zu elementarem Jod oxidiert. Durch membranständige Peroxidase wird I^- zu I_2 oxidiert (wird durch TSH stimuliert), welches wesentlich reaktionsfähiger ist. Der Transport in die Epithelzellen wird durch einige Anionen wie ClO_4^-, NO_2^-, SCN^- kompetitiv gehemmt. Die „**Jodisation**" oder „**Organifikation**" betrifft den Vorgang, bei dem Jod unter Mitwirkung der Schilddrüsenperoxidase in die Tyrosylreste des Thyreoglobulins eingebaut wird. Das jodierte Thyreoglobulin wird mittels Exozytose in das Kolloid des Follikellumens abgegeben. Bei der „**Kopplungsreaktion**" erfolgt unter katalytischer Mitwirkung von Thyreoperoxidase (TPO) die Bildung von T_4 und T_3. Unter Einfluss von TSH werden T_4 und T_3 wieder in die Thyreozyten aufgenommen (Endozytose), durch Proteolyse von Thyreoglobulin abgetrennt und ins Blut abgegeben (Sekretion).
In physiologischen Dosen bewirkt Jod eine dosisabhängige Steigerung der Hormonsynthese. Bei **pharmakologischen Jod-Dosen** wird rasch die kritische Konzentration erreicht und dadurch die Peroxidase-katalysierte Organifikation von Jod beeinflusst. Dies resultiert neben einer Hemmung der Jodaufnahme in einer verminderten Hormonsynthese (**Wolff-Chaikoff-Effekt**). Dieser Wolff-Chaikoff-Effekt besteht nur temporär, nach 24–48 Stunden findet sich ein Escape; nur selten – bei bestimmten Schilddrüsen-Erkrankungen – findet sich kein Escape. Pharmakologische Jod-Dosen haben darüber hinaus noch einen Effekt auf die Hormonfreisetzung. Der Wolff-Chaikoff-Effekt ist dauerhafter bei verkleinertem Jodpool und höherer Jodaufnahme – dies kann zu Nebeneffekten Anlass geben (z. B. Hypothyreose).

Folgen eines Jodmangels

Die durch den Jodmangel hervorgerufene vermehrte TSH-Stimulation führt nur dann zu einer Zellproliferation, wenn ein intrathyreoidaler Jodmangel besteht. Im jodarmen Schilddrüsengewebe werden autokrin oder parakrin Wachstumsfaktoren freigesetzt. Dazu gehören insulin-like growth factor 1 (IGF1), epidermal growth factor (EGF), transforming growth factor α (TGF-α) und fibroblast growth factor (FGF). Sie führen zu Follikelhyperplasie (Zellvermehrung) und zu Proliferation von Fibroblasten und Gefäßen (→ Volumszunahme).

Bei ausreichendem thyreoidalen Jodgehalt wird ein Hemmfaktor für das Schilddrüsenwachstum (transforming growth factor, TGF-β) von den Schilddrüsenzellen gebildet. TSH hingegen hat einen eher modulierenden Einfluss auf die Wachstumsfaktoren. TSH ist überwiegend verantwortlich für die Schilddrüsenhormon-Synthese und -Sekretion. Zusätzlich stimuliert TSH das Wachstum der Schilddrüsenzellen. Dadurch ergibt sich die Follikelhypertrophie (Vergrößerung der einzelnen Zellen). Unter thyreostatischer Therapie kann es daher infolge des TSH-Anstiegs zur Volumenzunahme kommen. Zusammengefasst ist das TSH für die Hypertrophie der einzelnen Zellen verantwortlich, während die Jodmangelsituation zu einer Hyperplasie der Follikelzellen führt.

Die Schilddrüsenhormon-Synthese geht von der Aminosäure Tyrosin aus (Abb. 2). Das sehr viel Tyrosin enthaltende Thyreoglobulin (TG) ist die Vorstufe:
TG hat ein Molekulargewicht von 660 kD und enthält ca. 100–120 Tyrosine. Das Protein wird nach der Synthese in das Follikellumen sezerniert, wo die Jodinierung der Tyrosinreste erfolgt. Die Jodinierung von Tyrosinen erfolgt also an der Außenseite der Epithelzellen. Nur etwa 10 % der Tyrosine werden jodiniert.

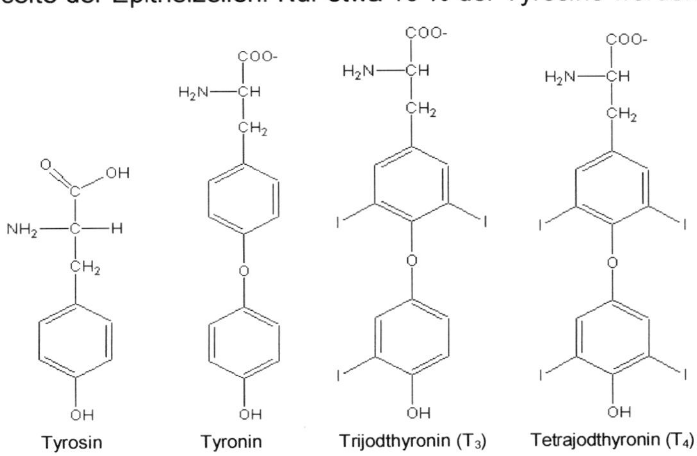

Abb. 2

Die Umwandlung der Jodtyrosine in Jodthyronine erfolgt in situ am Thyreoglobulin. Dabei werden durch die Faltung des TG jodinierte Tyrosinreste so angenähert, dass die Koppelung, d. h. Übertragung eines Jodbenzolrestes auf die OH-Gruppe eines anderen Tyrosins erfolgt. Zurück bleibt ein Serinrest (Abb. 3).

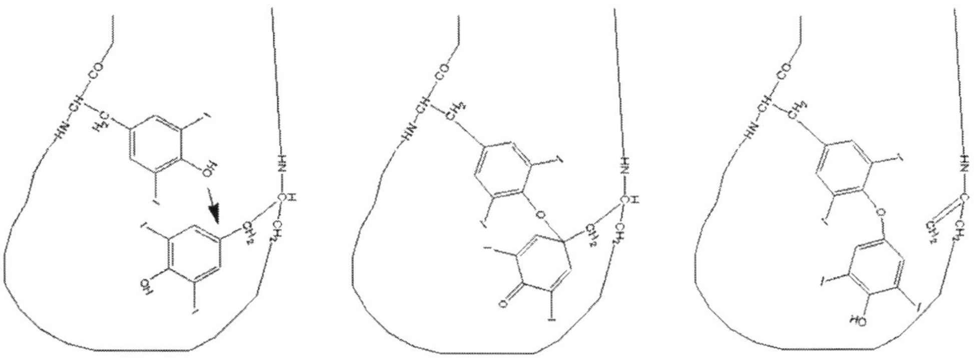

Abb. 3

Jodiniertes Thyreoglobulin (mit Jodotyroninresten) ist Speicherform. Der TSH-Stimulus bewirkt:

1. Aufnahme von Thyreoglobulin in Epithelzellen durch Endozytose
2. Proteolytischer Verdau von Thyreoglobulin in Lysosomen
3. Abgabe von T_3/T_4 an Blut
4. Monojod- und Dijod-Tyrosine werden dejodiniert und I^- wird wiederverwertet.

Die Schilddrüsenhormonsekretion wird durch TSH reguliert.
Pro Tag werden im Normalfall: 94–110 µg T_4 und 10–22 µg T_3 sezerniert.
Zusätzlich werden noch ca. 15 µg T_3 über periphere Konversion gebildet. T_3 hat eine biologische Halbwertszeit von ca. 12–24 Std., die Halbwertszeit von T_4 im Blut beträgt ca. 6–8 Tage.
Nur die freien Schilddrüsenhormone sind biologisch aktiv. T_3 entfaltet seine Wirkung über nukleäre Rezeptoren.

T_4 und T_3 sind im Blut zu mehr als 99 % an Proteine gebunden, für ihre biologische Wirkung ist aber nur der freie Anteil maßgebend (0,03 % des T_4 und 0,3 % des T_3). Thyroxin-bindendes Globulin (TBG; MW 58 kD) stellt das wichtigste Transportprotein dar, daneben sind auch Transthyretin (TTR; MW 54 kD) und Albumin (ALB; 68 kD) von Bedeutung. Die hohe Eiweißbindung von T_4 ist für dessen lange Halbwertszeit von etwa 8 Tagen verantwortlich, die geringere Affinität von T_3 zu TBG spiegelt sich auch in dessen kürzerer t/2 von 18 Stunden wider. T_4 ist stark an Transportproteine gebunden, T_3 10-mal geringer. Die Bindungsaffinität ist am höchsten für TBG, 50-mal höher im Vergleich zu TTR, 7000-mal höher im Vergleich zu ALB. TBG bindet ca. 75 % des T_4, während TTR und ALB nur 20 % bzw. 5 % binden. T_3 wird zu 75 % an TBG, 5 % an TTR und 20 % an ALB gebunden. Infolge der niedrigeren Affinitäten sind für eine rasche Verfügbarkeit von Schilddrüsenhormon im Gewebe TTR und ALB wichtiger im Vergleich zu TBG. Pharmaka (Östrogene, Tamoxifen, Raloxifen, Opiate), aber auch Schwangerschaft und Leberzirrhose erhöhen die Serumkonzentration von TBG, wohingegen diese durch Androgene, Glucocorticoide und Eiweißverlust, z. B. infolge eines nephrotischen Syndroms, erniedrigt werden. Diese Konstellation ist bei der Beurteilung von Schilddrüsenhormonbefunden von großer Bedeutung (siehe Klinische Untersuchung) und führt bei Missachten zur falschen Diagnose einer Schilddrüsenfunktionsstörung. Zu beachten ist ferner, dass anionische Pharmaka (Salycilate, Diphenylhydantoin) T_3 und T_4 aus der Eiweißbindung verdrängen können.

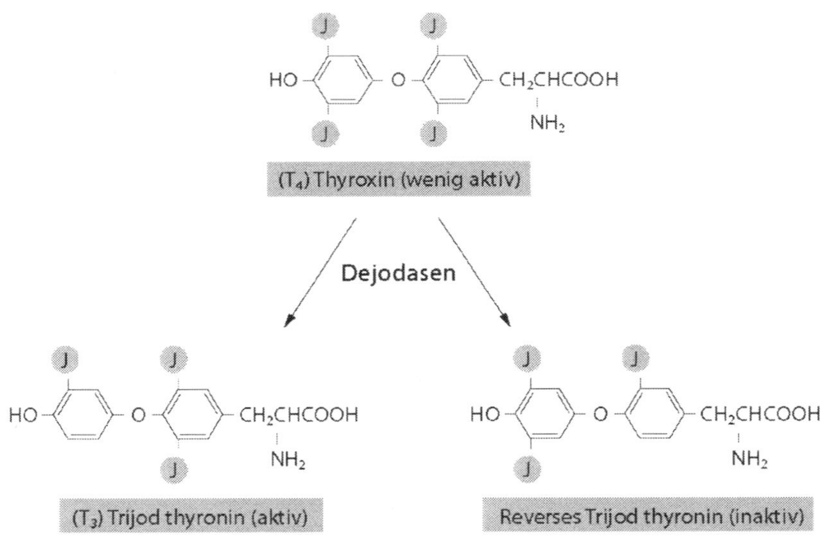

Abb. 4

T_3 ist in Zielzellen wirksamer als T_4 (3 x) und entsteht zum großen Teil durch Dejodinierung aus dem T_4 durch die 5'-Dejodasen (in peripheren Geweben). Etwa 80 % des T_3 entsteht durch Dejodinierung von T_4, etwa 20 % des T_3 kommt direkt aus der Schilddrüse. Bei der Umwandlung entsteht aber auch das biologisch unwirksame reverse T_3 (Abb. 4).

Zur Regulation der Synthese und Freisetzung der Schilddrüsen-Hormone durch die hypothalamisch-hypophysäre Einheit siehe Kapitel *Hypophyse*, Abb. 3, S. 78.
TSH stimuliert nach Bindung an seinen Rezeptor die Bildung von 2 second messengern:

1. Phosphatidylinositol: Effekt auf Jodinierung und Hormonsynthese
2. cAMP: Effekt auf Jodidtransport und Hormonfreisetzung

Der TSH-Rezeptor ist ein 7-Transmembran-Protein. Für die Funktion ist ein assoziiertes Gangliosid essentiell.

Wirkungsmechanismus von T_3

T_3 bindet an einen Rezeptor im Zellkern. Diese Rezeptoren sind Dimere (Homo- und Heterodimere), die die Transkription von Genen beeinflussen, d. h. die T_3-Rezeptoren sind hormonsensitive Transkriptionsfaktoren. Der Effekt auf die Genexpression wird dabei zusätzlich durch die Histone bzw. Histoacetylierung beeinflusst. Charakteristisch ist, dass die DNA-Bindungsdomäne das Zinkfingermotiv enthält. Zwei Rezeptorfamilien wurden identifiziert (α- und β-Typ), von denen wiederum Subtypen gefunden wurden. α_1-, α_2-, β_1-Typen kommen ubiquitär vor, die anderen werden nur in vereinzelten Geweben exprimiert. Die Expression des Rezeptorproteins variiert zwischen den Geweben und auch Gewebsarealen.

In Abwesenheit von T_3 wird das Gen durch deacetylierte Histone reprimiert, jedoch in Anwesenheit von T_3 durch acetylierte Histone aktiviert.

Wirkungen der Schilddrüsenhormone

In der Regel aktivieren T_3 und T_4 Stoffwechselprozesse, sie sind auch für normales Wachstum und geistige Entwicklung unentbehrlich (pränataler Mangel führt zu Wachstumsretardierung und Kretinismus).

- Kohlenhydratstoffwechsel: Beschleunigung von Resorption und Abbau von Kohlenhydraten (KH), Steigerung der Glukoneogenese, des Pentosephosphatzyklus, der Glykogensynthese und Glykogenolyse
- Fettstoffwechsel: Steigerung der Fettmobilisierung
- Eiweiß-Stoffwechsel: in physiologischen Konzentrationen anabol, darüber katabol
- Mineral- und Knochen-Stoffwechsel: Aktivierung der Osteoblasten und Osteoklasten, gesteigerte Kalziumausscheidung
- ZNS, neuromuskuläre Übertragung, Muskulatur: Steigerung der Kontraktilität des Myokards, Herzfrequenz, Herzminutenvolumen, Steigerung von Muskelsehnenreflexen
- Zelluläre Wirkungen umfassen (ohne Anspruch auf Vollständigkeit):
  1. Wirkung auf Wachstum und Differenzierung wie z. B. Hirnentwicklung bei Neugeborenen, Myelinisierung, Wachstum von Knochen, Knorpel, Bindegewebe usw.
  2. Transkription lysosomaler Enzyme (Abfall von Hyaluronidase → Myxödem)
  3. Expression der Gene für die Na/K-ATPase
  4. Expression der Entkopplungsproteine der Atmungskette (zusammen mit adrenergen $ß_3$-Rezeptoren.)
  5. im Muskel erfolgt Umschaltung der Expression von V_3-Myosin auf V_1-Myosin

Pathophysiologie und Klinik

Autoimmunologische Grundlagen von Schilddrüsenerkrankungen

Wie bei den meisten Autoimmunerkrankungen wird die Anfälligkeit durch eine Kombination von genetischen und Umweltfaktoren bestimmt. Das Risiko für Autoimmunthyreoiditiden ist unter Geschwistern erhöht. HLA-DR3, -DR4 und -DR5 sind die am besten dokumentierten genetischen Risikofaktoren (bei Kaukasiern). Das Überwiegen des weiblichen Geschlechts wird auf den Einfluss der Sexualhormone zurückgeführt. Als (seltenere) Ursache umfasst das autoimmune polyglanduläre Syndrom (PGA) Typ II das Auftreten einer autoimmunen Schilddrüsenerkrankung gemeinsam mit anderen Autoimmunerkrankungen (u. a. M. Addison, Diabetes mellitus Typ I, siehe auch dort). Seltener sind Autoimmunthyreoiditiden beim PGA Typ I.

Der Morbus Basedow ist ca. zehnmal seltener als die Hypothyreose, beide Erkrankungen haben jedoch pathophysiologische Gemeinsamkeiten und es gibt Übergänge von einem zum anderen Zustand!

Die Hyperthyreose bei Morbus Basedow wird durch TSH-Rezeptor-stimulierende Immunglobuline verursacht, die die Wirkung von TSH nachahmen. Die Antikörper sind diaplazentar auf das Kind übertragbar (IgG-Klasse) → hohe Konzentrationen im letzten Trimenon führen zur Gefahr der Neugeborenenhyperthyreose. Grundsätzlich können Autoantikörper gegen den TSH-R auch die TSH-Wirkung inhibieren → Hypothyreose (bei Kaukasiern seltener). Antikörper gegen Thyreoglobulin (Tg) und Thyreoperoxidase (TPO) sind Marker für den Nachweis von Autoimmunerkrankungen der Schilddrüse. Sie kommen sowohl beim Morbus Basedow als auch bei der immunbedingten Hypothyreose vor. Bei der Interpretation entsprechender Laborbefunde ist das häufige Vorkommen solcher Antikörper auch ohne Schilddrüsenfunktionsstörung zu beachten. Ihre pathogene Wirkung bei der Hypothyreose besteht wahrscheinlich in der sekundären Verstärkung einer bestehenden Autoimmunreaktion. Für die Zerstörung der Schilddrüse sind primär zytotoxische Mechanismen von T-Zellen verantwortlich.

Letztlich vermutet man, dass eine unterschiedliche Balance der autoreaktiven, Zytokine produzierenden T-Helferzellen den Ausschlag für die Entwicklung einer (humoral bedingten) Hyperthyreose oder einer (zellulär zytotoxisch bedingten) Hypothyreose gibt.

Zytokine spielen wahrscheinlich auch eine Rolle bei der schilddrüsenassoziierten endokrinen Orbitopathie. Sie führen zu einer Aktivierung von Fibroblasten und vermehrter Glykosaminoglykanbildung (Bindung von Wasser → Schwellung → Exophthalmus). Die Zytokine werden von infiltrierenden T-Zellen produziert. Auslöser dürfte die lokale Expression eines TSH-R in der Orbita sein.

Schilddrüsenfunktion

Thyreoida-stimulierendes Hormon (TSH)

TSH ist der wichtigste Parameter, um die Schilddrüsenfunktion zu beurteilen. Für die Erfassung einer Schilddrüsenfunktionsstörung in der stabilen Phase und bei normaler hypothalamisch-hypophysärer Funktion ist TSH der beste Screening-Parameter, da hier arithmetische Änderungen in der T_4-Konzentration logarithmische Änderungen der TSH-Konzentration bewirken (kleine Änderungen in der T_4-Konzentration gehen mit großen Änderungen in der TSH-Konzentration einher). Einschränkend muss festgestellt werden, dass dabei von einer normalen Hypophysen-Funktion ausgegangen wird. Die (seltene) sekundäre Hypothyreose wird daher nicht erfasst (siehe Hypophysen-Unterfunktion).

TSH normal = SD-Funktion ist normal = Euthyreose

TSH supprimiert (< 0,01 μU/ml), T_3 und T_4 normal: subklinische (latente) Hyperthyreose

TSH supprimiert, $T_4 \uparrow$ oder $T_3 \uparrow$ oder T_4+$T_3 \uparrow$: manifeste Hyperthyreose

TSH erhöht (> 4 μU/ml), T_4 normal: subklinische (latente) Hypothyreose

TSH erhöht, $T_4 \downarrow$: manifeste Hypothyreose

$T_3 \downarrow$ findet sich nur bei sehr ausgeprägten manifesten Hypothyreosen

Periphere Schilddrüsenhormone

99 % der Schilddrüsenhormone sind an Thyroxinbindendes Globulin (TBG) gebunden, nur freies T_4 und T_3 sind biologisch aktiv. Daher werden heute meist die freien Hormone (fT_4 und fT_3) bestimmt. Wenn auch die gebundenen Hormone in die Bestimmung eingehen (tT_3, tT_4), ist eine Beurteilung nur gemeinsam mit einer TBG-Bestimmung möglich.

Schilddrüsen-Antikörper (SD-AK)

SD-AK helfen die Verdachtsdiagnose einer Autoimmunthyreoiditis weiter zu bestätigen. Auch bei ~ 10–20 % der gesunden Menschen findet sich ein positiver SD-AK-Befund.

Wenn die Diagnose einer Autoimmunthyreoiditis einmal gestellt ist, bringt die wiederholte Bestimmung der SD-AK keine weitere klinisch relevante Information.

Tab. 1. Nachweisbarkeit von SD-Ak bei Autoimmunthyreoiditis

	TG-AK	TPO-AK	TRAK
M. Basedow	20 %	70 %	90 %
M. Hashimoto	50 %	85 %	< 10 %

TG: Thyreoglobulin, TPO: Thyreoperoxidase, TRAK: TSH-Rezeptor-AK

Sonstige Parameter

Calcitonin

Calcitonin ist ein Hormon, das in den C-Zellen der Schilddrüse produziert wird. Bei Vermehrung der C-Zellen steigt die Konzentration im Blut an, Calcitonin wird daher als Tumormarker für das medulläre Schilddrüsenkarzinom verwendet. Bei geringfügigen Erhöhungen kann eine Stimulation mit Pentagastrin oder Kalzium zur weiteren Abklärung durchgeführt werden.

Thyreoglobulin (TG)

Thyreoglobulin wird in den Thyreozyten produziert und bei Vorhandensein von Schilddrüsengewebe in geringen Mengen an das Blut abgegeben. Nach totaler Thyreodektomie und Radiojodtherapie wegen eines SD-Karzinoms sollten die TG-Spiegel unter die Nachweisbarkeitsgrenze fallen. In dieser Situation ist TG ein guter Tumormarker für differenzierte Schilddrüsenkarzinome, das Steigen der TG-Spiegel im Blut ist ein Hinweis auf ein Rezidiv bzw. Größenwachstum des Tumors.

Schilddrüsen-Sonographie

Die SD-Sonographie ist die wichtigste Untersuchungsmethode zur objektiven Beurteilung der SD-Morphologie. Beurteilt werden:

- Volumen
  Normalwerte: Mann < 25 ml, Frau < 18 ml
- Raumforderungen der SD: Knoten, Zysten (Lokalisation, Größe, Begrenzung, Echogenität, Mikroverkalkung, Durchblutung)
- Echogenität des Parenchyms
  vermindert bei Autoimmunthyreoiditis
- Durchblutung
  vermehrt bei Basedow
- Raumforderungen außerhalb der SD
  Lokalmetastasen z. B. in Lymphknoten
  Nebenschilddrüsen-Adenome

Schilddrüsen-Szintigraphie

Die Szintigraphie erlaubt die bildliche Beurteilung der regionalen Funktion (Abb. 5) und somit die Differenzierung folgender Erkrankungen:

- heißer Knoten = vermehrte Speicherung
  kalter Knoten = verminderte Speicherung
- Ursachen einer Hyperthyreose:
  - Autonomes Adenom (fokale Mehrspeicherung)
  - M. Basedow (diffuse Mehrspeicherung)
  - Thyreoiditis (keine Speicherung, da Destruktionshyperthyreose)

Als Tracer wird für die Szintigraphie 99m-Technetium-Pertechnat verwendet, das Bild einer Szintigraphie kann nur gemeinsam mit einer rezenten Sonographie beurteilt werden. Tc99m-Pertechnetat hat einen ähnlichen Ionenradius wie Jod und wird mittels des Na/J-Symporters in die Schilddrüsenzellen aufgenommen („Trapping"), wird aber im Gegensatz zu Jod nicht weiter metabolisiert.

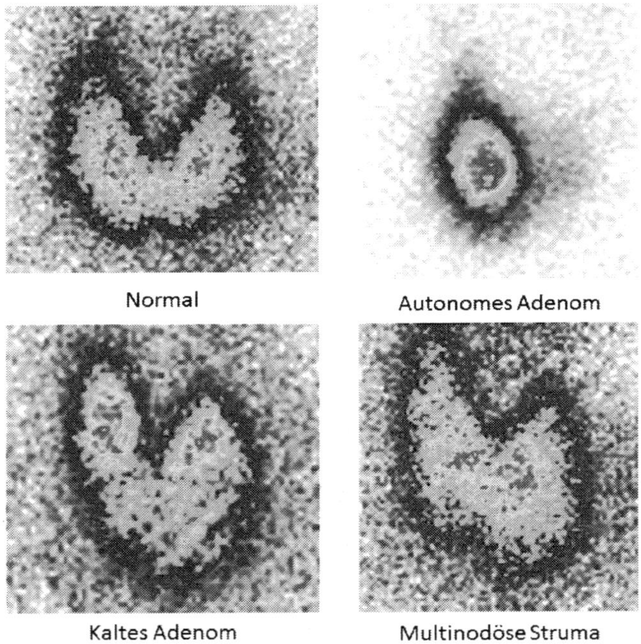

Abb. 5. Schilddrüsen-Szintigraphie: Normalbefund und verschiedene Pathologien

Die Gabe von Jod oder Schilddrüsenhormonen interferiert mit der Aufnahme des Tracers und mindert für längere Zeit die Aussagekraft einer Szintigraphie:

Trijodthyronin	10 Tage
Thyroxin	4 Wochen
Röntgenkontrastmittel	4–12 Wochen

Hyperthyreose

Ursachen

- Morbus Basedow
- Autonomie (diffuse Autonomie, Autonomes Adenom, multinoduläre Struma mit autonomen Zentren)
- Destruktionshyperthyreose im Rahmen einer Thyreoiditis
- Hyperthyreosis factitia

Als Faustregel gilt, dass einer Hyperthyreose bei einem jungen Menschen ein M. Basedow zugrunde liegt, während bei einem alten Menschen meist ein autonomes Adenom die Ursache ist.

Symptome

Gewichtsverlust +++	Allgemeine Schwäche +++	Wärmeempfindlichkeit +++
Schwitzen +++	Ängstlichkeit, Nervosität +++	Appetit erhöht +++
Palpitationen ++	Diarrhoe ++	Feuchte, warme Haut +++
Tachykardie oder Vorhofflimmern ++	Struma ++	Exophthalmus + (nur bei M. Basedow)

Diagnostik

- TSH, fT_4, fT_3
- SD-AK
- SD-Sonographie
- SD-Szintigraphie (ggf. Suppressionsszintigraphie)

Therapie

Symptomatisch mit Beta-Blockern (ggf. bei Destruktionshyperthyreose)
Thyreostatika (Carbimazol, Thiamazol, Propylthiouracil) (nicht bei Destruktionshyperthyreose)
Operation, Radiojodtherapie

Hypothyreose

Ursachen

Primär: angeboren:
- Enzymdefekte (sehr selten)
- Kretinismus: verzögerte Knochenkernbildung, dysproportionierter Zwergwuchs, irreversible Gehirnreifungsstörung, Retardierung

erworben:
- Autoimmunthyreoiditis (häufig)
- St. p. Thyreoidektomie
- St. p. Radiojodtherapie
- Jodmangel

Sekundär: Hypophyseninsuffizienz, isolierter TSH-Mangel (sehr selten)
Tertiär: hypothalamisch bedingter TRH-Mangel (extrem selten)

Symptome

Gewichtszunahme, Müdigkeit, Kälteempfindlichkeit, Konzentrationsschwäche, Obstipation, spröde und brüchige Nägel, Ausfall der lateralen Augenbrauen, kalte schuppende Haut, Ödeme und Myopathie
Myxödem: raue heisere Stimme, Bradykardie, Perikarderguss, Hyperprolaktinämie

Diagnostik

- TSH, fT_4
- SD-AK
- Sonographie

Therapie

Vollsubstitution: Levothyroxin (T_4), ca. 100–150 μg/d (1μg–2 μg/kg KG/d)
Ziel: TSH 1–2 μU/ml

Morbus Basedow

(Autoimmun bedingte Hyperthyreose)

Symptome

Hyperthyreose, evtl. Endokrine Orbitopathie

Diagnose

- Symptome der Hyperthyreose
- Laborchemisch:
  latente oder manifeste Hyperthyreose
  TSH-Rezeptor AK (TRAK) bei ~ 90 % positiv
- Sonographie der Schilddrüse:
  diffuse Vergrößerung
  echoarme Struktur
  keine Knoten
  vermehrte Durchblutung
- Szintigraphie:
  ausgeprägte, homogene Aktivitätsanreicherung
  diffus vergrößerte Schilddrüse

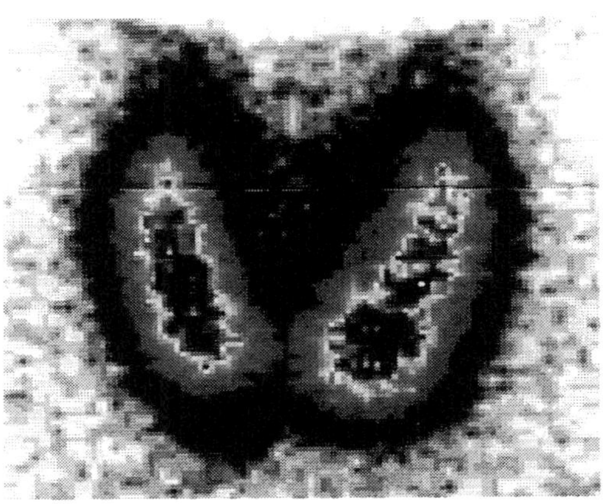

Abb. 6. Morbus Basedow – typisches Szintigramm

Therapie

- Medikamentös
  Beta-Blocker (symptomatisch)
  Thyreostatika (Jodisationshemmung)
  Thiamazol: „Thiamazol" Sandoz® 20 mg/Tbl
  - initial: 20–40 mg/d
  - Dauertherapie: 5–15 mg/d

  Propylthiouracil: Prothiucil® 20 mg/Tbl
  - auch Konversionshemmung ($T_4 \rightarrow T_3$)
  - Dosierung: ca. 10- bis 15-fache Dosis von Thiamazol

  NW: Agranulozytose, Allergische Reaktionen, Hepatopathie

- Radiojodtherapie
  vorteilhaft nur nach Erreichen normaler SD-Hormonwerte, insbesondere bei Vorliegen von kardiovaskulären Begleiterkrankungen (*Cave*: thyreotoxische Krise)
  Vorteile
  - keine relevanten Nebenwirkungen
  - auch bei alten Patienten mit schlechtem Allgemeinzustand möglich

  Nachteile
  - langsamer Wirkungseintritt (2–3 Monate)
  - Rezidiv möglich (dosisabhängig)
  - mögliche Verschlechterung einer endokrinen Orbitopathie
    (wird durch begleitende Gabe von Prednisolon weitgehend vermieden)
  - posttherapeutische Hypothyreose

- Operation (Thyreoidektomie)
  Vorteile
  - prompte Sanierung der Erkrankung
  - selten Verschlechterung einer endokrinen Orbitopathie

  Nachteile
  - Recurrens-Parese
  - Strumipriver Hypoparathyreoidismus
  - postoperative Hypothyreose (lebenslange Substitution lebensnotwendig!)
  - Narkose-Zwischenfälle
  - Nachblutungen (selten)
  - Narben – Keloidbildung (selten)

Endokrine Orbitopathie (EO)

Die EO kann mit M. Basedow assoziiert sein oder als eigenständige Erkrankung auftreten. Die Häufigkeit beträgt 2,9/100.000 Männer und 16/100.000 Frauen. Es handelt sich um eine autoimmun mediierte Entzündung der Augenmuskeln und des periorbitalen Bindegewebes. Dabei kommt es zu

- lymphozytärer Infiltration
- Freisetzung von Zytokinen
- Sekretion von Hyaluronsäure (Glykosaminoglykan)
  Muskel- und Fettgewebsödem
  Fettvermehrung und Muskelfibrose

Klinische Aktivität

Clinical Activity Score (CAS) wird gebildet aus:

- Rubor: Liderythem, Bindehautinjektion
- Tumor: Lidödem, Chemosis, Karunkelschwellung, Exophthalmus
- Dolor: retrobulbärer Schmerz, Bewegungsschmerz
- Functio laesa: Visusabnahme, Motilitätsverschlechterung
- Oberlidretraktion: Dahlrymple-Zeichen

Komplikationen

Benetzungsstörungen durch fehlenden Lidschluss → Hornhautulcera

Motilitätsstörungen durch Augenmuskelschwellung → Doppelbilder besonders beim Hinaufschauen

Kompression des Sehnervs → Visusverlust

Therapie

SD-Funktion normalisieren	Glucocorticoide
Lokaltherapie (Augen-Tropfen)	Bestrahlung der Orbita
Nikotinkarenz	Operation

Thyreoiditis

Eine Thyreoiditis kann sowohl Hypo- als auch Hyperthyreosen verursachen. Am akuten Beginn der Erkrankung wird durch die Destruktion der SD-Zellen eine oft nur kurzfristige Hyperthyreose hervorgerufen. In diesen Fällen findet sich in der Szintigraphie kein Uptake von Tracer in die Schilddrüse, eine thyreostatische Therapie ist kontraindiziert. Die Thyreoiditis kann im weiteren Verlauf ausheilen oder langfristig durch die zunehmende Zerstörung der Schilddrüse eine Hypothyreose auslösen.

Hashimoto-Thyreoiditis

Die Hashimoto-Thyreoiditis ist die häufigste Ursache einer Hypothyreose und tritt bevorzugt bei Frauen im mittleren Lebensalter auf. Es handelt sich um eine Autoimmunerkrankung, in der Schilddrüse kann eine lymphozytäre Infiltration mit entzündlicher Destruktion der Thyreozyten nachgewiesen werden. Veränderungen der Schilddrüsen-Morphologie können sich sowohl als Hypertrophie, Hyperplasie (selten) sowie auch als Atrophie manifestieren.

Diagnostik

Nachweis zytotoxischer AK (TG, TPO)

Ultraschall: echoarme Schilddrüse

Symptome

Die Hashimoto-Thyreoiditis per se macht normalerweise keine Beschwerden, in seltenen Fällen kann die hypertrophe Form mit einer sichtbaren Struma und lokalen Beschwerden (Globusgefühl) einhergehen. Es können die Symptome einer Hypothyreose auftreten.

Therapie

Es gibt keine spezifische Therapie. Eine Hypothyreose erfordert eine Behandlung mit Schilddrüsenhormon. Bei Bedarf wird die subklinische Hypothyreose mit einer T_4-Substitution behandelt.

Riedel-Struma

Sehr seltene Thyreoiditis unbekannter Ätiologie mit Ersatz des Schilddrüsen-Parenchyms durch narbiges Bindegewebe mit Ausbildung einer steinharten Struma. Klinisch kann eine Riedel-Struma ein Schilddrüsenkarzinom imitieren.

Akute Thyreoiditis

Ursache

Bakterielle Infektion

Symptome

akutes Geschehen mit Fieber

außerordentlich schmerzhafte Struma

Diagnostik
SD-Sonographie: echofreie Areale, evtl. Abszess
Feinnadelbiopsie

Therapie
Antibiotika; Analgetika

Subakute Thyreoiditis (de Quervain)

Ursache
Granulomatöse Entzündung, oft im Anschluss an Virusinfekte

Symptome
Krankheitsgefühl, Fieber
sehr schmerzhafte SD

Diagnostik
Typischer Palpationsbefund: steinharte, sehr druckschmerzhafte SD
SD-Sonographie (echoarme, konfluierende Areale)
Labor: Blutsenkung stark erhöht, Leukozytose
eventuell Feinnadelbiopsie (granulomatöse Entzündung)

Therapie
Nicht steroidale Antiphlogistika
Prednisolon
Als Ultima ratio bei sehr protrahiertem Verlauf: Thyreoidektomie
Prognose: Spontanheilung in ca. 60 % der Fälle

Silent-Thyreoiditis

Ursache
Meist nur kurzdauernde Autoimmunthyreoiditis, gehäuft bei Frauen zwischen dem 30. und 50. Lebensjahr. Anfänglich besteht oft eine Hyperthyreose bei fehlendem Uptake in der Szintigraphie. In weiterer Folge kommt es nach kurzer Hypothyreose zur Restitutio ad integrum.

Symptome
Lokal meist keine
Symptome der Hypo- bzw. Hyperthyreose

Diagnostik

Unauffälliger Palpationsbefund

SD-Sonographie: verminderte Echogenität

SD-Szintigraphie: initial fehlender Tracer-Uptake

Therapie

Meist keine Therapie erforderlich

Wenn nötig, symptomatische Therapie der Hypo- bzw. Hyperthyreose

Post-partum-Thyreoiditis

Manifestiert sich in den ersten 6 Monaten nach der Geburt und verläuft so wie die Silent Thyreoiditis.

Amiodaron-induzierte Thyreoiditis

Ursache

Typ 1: jodinduzierte Hyperthyreose, meist bei Struma nodosa

Typ 2: Amiodaron-induzierte destruierende Thyreoiditis

Symptome

Symptome der Hyperthyreose

Diagnostik

TSH, fT_4, fT_3

SD-Ultraschall:

Typ 1: Knoten, evtl. vermehrte Durchblutung

Typ 2: meist weitgehend normaler Befund

SD-Szintigraphie (durch den hohen Jodgehalt von Amiodaron eingeschränkt aussagekräftig):

Typ 1: bei einem autonomen Adenom kann ein Tracer-Uptake nachweisbar sein

Typ 2: kein Tracer-Uptake

Therapie

Typ 1: thyreostatische Therapie, Absetzen von Amiodaron unter engmaschiger kardiologischer Kontrolle (Cave: Herzrhythmusstörungen), im Notfall: Thyreoidektomie

Typ 2: Prednisolon, Amiodaron muss nicht unbedingt abgesetzt werden

Notfälle der Schilddrüse

Thyreotoxische Krise

Symptome

psychomotorische Unruhe, Angst, delirante Zustände, Fieber bis 41 °C, Schwitzen, Adynamie, Hypokaliämie, myasthenieähnliche Symptome, Arrhythmie, Tachykardie > 150/min, Erbrechen, Diarrhoe

Therapie

Flüssigkeitssubstitution
Beta-Blocker
Hochdosiert Thyreostatika
Eventuell Glucocorticoide (hemmen Konversion von T_4 zu aktivem T_3)
Ultima ratio: Operation

Myxödemkoma

Symptome

Myxödem, Koma, Stupor, Hypothermie, Hypoventilation mit Hyperkapnie, Bradykardie, Hypotonie, EKG-Veränderungen (Niedervoltage)

Therapie

L-Thyroxin initial z. B. 250 µg i. v. für 1–3 Tage, anschließend Dosisreduktion je nach Körpergewicht (etwa 4 µg/kg fettfreie Masse); Wegen einer $T_4 \rightarrow T_3$ Konversionsstörung kann die kurzfristige Gabe von Trijodthyronin erforderlich sein: 5 µg/d langsam steigern auf 25–50 µg/d (*Cave*: Herzrhythmusstörungen, KHK). Anfangs parallel hochdosiert Hydrocortison (200–300 mg i. v.)

Prognose: abhängig vom Diagnosezeitpunkt hohe Letalität

Benigne Struma

Unter Struma versteht man eine hyperplastische Vergrößerung der SD durch Zellproliferation. Es kommt dabei zu einer Vergrößerung und Vermehrung der Follikel. Primär reagieren alle SD-Zellen auf den die Hyperplasie auslösenden Reiz und es kommt zu einer diffusen, gleichmäßigen Vergrößerung des Organs (Struma diffusa).

Bei länger bestehender Stimulation bilden sich jedoch Zellen bzw. Areale in der SD aus, die gegenüber anderen SD-Zellen einen Wachstumsvorteil erworben haben. Diese Zellen oder Areale bilden dann als sog. superior clones Knoten, und die

Struma nodosa, die knotige Hyperplasie entsteht. Die Unterscheidung zu einem follikulären Schilddrüsen-Adenom (gutartige, nicht invasive enkapsulierte Neoplasie mit follikulärer Differenzierung) ist dabei im Einzelfall schwierig.

Struma diffusa

Definition

Vergrößerte SD ohne abgrenzbare Knoten

Ursache

Alimentärer Jodmangel
Hashimoto-Thyreoiditis

Therapie

bei Jodmangel: Jod-Substitution 100 μg /Tag
manchmal in Kombination mit L-Thyroxin

Struma nodosa

SD mit einem (uninodosa) oder mehreren abgrenzbaren Knoten (multinodosa). Die Prävalenz nimmt mit dem Alter zu, jenseits des 60. Lebensjahres kann man in Österreich bei mehr als 60 % der Bevölkerung Knoten nachweisen.

Ursache

Endemischer Jodmangel mit chronischer Stimulation der Thyreozyten durch TSH (~ 50 %) sowie gehäuftes Auftreten von Mutationen. Durch ausreichende Jodsalzprophylaxe zunehmende Häufigkeit von Strumen mit Hashimoto-Thyreoiditis (hypertrophe Form).

Auf der Basis einer euthyreoten Struma kann es zur Ausbildung einer funktionellen Autonomie kommen, wobei sich Thyreozyten dem hypophysären Regelkreis entziehen. Es entstehen autonome Adenome (= heiße Knoten). Ab einer Knotengröße von ca. 2,5 cm kann sich eine Hyperthyreose ausbilden. Das Risiko innerhalb von 15 Jahren nach Diagnose eine Hyperthyreose zu entwickeln beträgt bei einer unifokalen Autonomie ~ 20 % und bei einer multifokalen Autonomie ~ 50 %.

Symptome

Oft nur gering: lokales Druck und Enge-(Globus-)Gefühl, Hemdkragen passen nicht mehr, Schluckbeschwerden. Bei sehr großer Struma evtl. Kompression der Trachea mit inspiratorischem Stridor, Recurrensparese und obere Einfluss-Stauung (in Österreich heute wegen seit 1963 verordneter Jodsalz-Prophylaxe kaum zu sehen). Bei Etablierung einer funktionellen Autonomie Symptome der Hyperthyreose.

Diagnostik

- Anamnese
  Bestrahlung, rasches Knotenwachstum
- Palpation
  Größe, Konsistenz, Lage, Schluckverschieblichkeit
- Hyperthyreose-Diagnostik
- Thyreoiditis-Diagnostik
- Schilddrüsen-Sonographie
  Lokalisation, Größe, Begrenzung, Echogenität, Mikroverkalkungen, Durchblutung von Knoten und Zysten
- Szintigraphie
  heiße oder kalte Knoten (gutartig: warm ~ 99 %, kalt ~ 95 %)
- Trachea-Zielaufnahme
  Kompression der Trachea und Hinweise für Tracheomalazie
- Feinnadelaspirationszytologie
- Strumektomie mit histologischer Abklärung

Bei SD-Raumforderungen muss einerseits der Funktionszustand der SD beurteilt werden (Hyperthyreose?), andererseits gilt es die Raumforderung in Hinblick auf die Dignität zu beurteilen. Sollten sich in der nicht invasiven Abklärung Hinweise für Malignität zeigen (harter, nicht schluckverschieblicher Knoten, kein Traceruptake in der Szintigraphie, rasches Größenwachstum, suspekter Schallbefund), muss je nach Auffälligkeit des Befundes eine invasive Abklärung mittels Feinnadelpunktion und Operation erfolgen.

Therapie

Regelmäßige Verlaufskontrolle

Euthyreote Struma

  meistens keine Therapie

  eventuell Jodsubstitution selten in Kombination mit L-Thyroxin

  (*Cave*: iatrogene Hyperthyreose)

  Strumektomie bei großen Strumen oder Malignitätsverdacht

Funktionelle Autonomie

  Thyreostatika (Dauertherapie nur in Ausnahmefällen)

  Radiojodtherapie

Maligne Schilddrüsentumore

Besonders szintigraphisch-kalte Knoten sind suspekt für das Vorliegen einer malignen Neoplasie (~ 3–5 %). Differenzierte Tumore können entweder von Thyreozyten (papilläres und follikuläres SD-Karzinom) oder von C-Zellen (medulläres SD-Karzinom) ausgehen und wachsen langsam, während das undifferenzierte anaplastische SD-Karzinom schnell wächst.

Die Inzidenz in der Allgemeinbevölkerung beträgt 5–12/100.000 Personen. Frauen sind doppelt so häufig betroffen wie Männer, die Inzidenz ist bis zum 30. Lj. und ab dem 60. Lj. erhöht.

Ursachen

Die Ursachen für die maligne Entartung von Zellen der Schilddrüse sind nur z. T. erforscht. Bekannte Einflussfaktoren sind Jodmangel und radioaktive Strahlung bzw. lokale externe Bestrahlung.

Seit der Einführung der Jodprophylaxe ist die Inzidenz der anaplastischen SD-Karzinome zugunsten des differenzierten papillären SD-Karzinoms zurückgegangen. Die Gesamtinzidenz ist seit der Jodsubstitution im Speisesalz jedoch gestiegen. Die gesteigerte Inzidenz der Schilddrüsenkarzinome ist unter anderem auch durch bessere diagnostische Methoden (z. B. Ultraschalluntersuchung) und vermehrt zufällig gefundener, inzidenteller Karzinome zu erklären. Ein statistisch gesichertes Risiko für die Entwicklung von SD-Karzinomen stellt eine Bestrahlung im Halsbereich in der Kindheit oder Einbau von radioaktivem Jod in der Folge von Atomkatastrophen dar.

Symptome

Struma

Metastasierung

Diagnostik

Strumadiagnostik

Serumcalcitonin (TU-Marker für C-Zell-Karzinom)

Pentagastrintest (0,5 µg/kg KG Pentagastrin zur Stimulation von Calcitonin, Blutabnahmen zum Zeitpunkt 0 sowie 2, 5 und 10 Minuten nach Injektion) bzw. Kalzium-Stimulations-Test

Feinnadelaspirationszytologie bei suspekten (kalten) Adenomen

Differenziertes Schilddrüsenkarzinom (~ 80 %)

In den letzten Jahren Zunahme der Inzidenz bei Abnahme der Mortalität. Die Mortalität ist niedrig, die Rezidivrate jedoch relativ hoch (ca. 30 %), wobei das Rezidiv auch Jahrzehnte nach der Primärdiagnose auftreten kann.

Papilläres Schilddrüsenkarzinom (70–80 %)

Das papilläre Schilddrüsenkarzinom tritt meist um das 30.–40. Lebensjahr auf.

Histologie: Gekennzeichnet durch komplex verästelte papilläre Strukturen, milchglasartige Veränderungen des Kernchromatins mit Kernmembraneindellungen und sog. Psammomkörner (schollige Verkalkungen). Der Tumor ist in der Regel von keiner Kapsel umgeben, in 20–80 % der Fälle zeigt sich ein multizentrischer Befall der Schilddrüse.

Symptome: Lokalsymptomatik

Die Metastasierung erfolgt über den Lymphweg, in ca. 40 % der Fälle finden sich bei Diagnosestellung bereits Lymphknoten-Metastasen. Fernmetastasen können in 5–25 % der Fälle beobachtet werden und betreffen meist die Lunge sowie selten auch den Knochen.

Follikuläres Schilddrüsenkarzinom (20–30 %)

Das follikuläre Schilddrüsenkarzinom tritt meist um das 40.–50. Lebensjahr auf.

Histologie: Es findet sich ein abgekapselter Tumor mit follikulären und trabekulären Zellansammlungen mit Gefäß- und Kapselinvasion durch die Tumorzellen. Als Faustregel gilt, dass bei jüngeren Patienten meist eine höhergradige Differenzierung vorliegt.

Symptome: Lokalsymptomatik

Die Metastasierung erfolgt über den Blutweg, Fernmetastasen sind 2- bis 3-mal häufiger als beim papillären Schilddrüsenkarzinom, die Rezidivrate ist 4- bis 6-mal häufiger.

Therapie der differenzierten Schilddrüsenkarzinome

Primär operativ:

Resektionsausmaß in Abhängigkeit vom Karzinomtyp (Feinnadelpunktion, intraoperativer Schnellschnitt) sowie der lokoregionären Ausbreitung: Hemithyreoidektomie bis zur totalen Thyreoidektomie mit Lymphknotendissektion

Je nach Tumorstadium und Risikokonstellation erfolgt eine adjuvante ablative/ therapeutische Radiojodgabe (J^{131}-NaJ-Applikation) 2–6 Wochen post-operativ. Für eine wirksame Behandlung mit J^{131}-NaJ ist neben einer Jodverarmung (jodarme Ernährung für 2 Wochen) eine ausreichende TSH Stimulation erforderlich (vorteilhaft TSH > 30 µIU/ml). Dies kann bei euthyreoten Patienten durch exogene Gabe von gentechnisch hergestelltem humanem TSH (rhTSH, rekombinantes humanes TSH, Thyrogen®) erreicht werden. Alternativ erfolgt die Behandlung unter endogener TSH Stimulation in hypothyreoter Stoffwechsellage (d. h. keine Schilddrüsenhormontherapie postoperativ oder ausreichend langes Absetzen einer Schilddrüsenhormonsubstitution).

Nach Radiojod-Therapie suppressive Schilddrüsenhormon-Therapie (TSH < 0,1 mU/l) in Abhängigkeit vom Risikoprofil

Tumormarker (nach Thyreoidektomie): Thyreoglobulin

Nachsorgeuntersuchung bei differenziertem Schilddrüsenkarzinom

Labor: TSH, fT_4, Tg basal und unter exogener (rhTSH, Thyrogen®) oder endogener TSH-Stimulation.

Bei erhöhtem Tg weitere abklärende Untersuchungen:

J^{131}-NaJ Ganzkörperszintigraphie unter TSH-Stimulation und Jodkarenz zum Nachweis von Tumoren oder Metastasen, die einer Radiojodtherapie zugängig sind.

CT Thorax (ohne Kontrastmittel). Eine Kontrastmittelgabe sollte nur erfolgen, wenn keine Radiojod-Therapie als therapeutische Option zu diskutieren ist.

Knochenmetastasen sind mehrheitlich osteolytisch, daher ist die Knochenszintigraphie meist nicht hilfreich.

F18-FDG PET/CT Ganzkörperuntersuchung, die Nachweiswahrscheinlichkeit für Tumorgewebe steigt mit dem Entdifferenzierungsgrad des Tumors.

Anaplastisches Schilddrüsenkarzinom (< 5 %)

Betroffen sind meist ältere Patienten (> 65 Jahre). Häufig findet sich der Tumor in einer multinodulären Struma oder bei Vorliegen einer Autoimmunthyreoiditis. Die Prognose ist sehr schlecht mit einer Mortalitätsrate von über 90 % und 1 Jahresüberleben bei ca. 10–20 %.

Histologie: ausgeprägte Polymorphiezeichen mit bizarren Kernformen, mehrkernigen Riesenzellen und atypischen Mitosen, Nekrosen

Symptome: Klinisch präsentiert sich das anaplastische Schilddrüsenkarzinom oft als große fixierte Läsion, von der beide Lappen befallen sind. Typisch sind auch rasches Wachstum und ausgeprägte lokale Invasion.

Therapie (palliativ)

Thyreoidektomie

Radiatio

Chemotherapie

Medulläres Schilddrüsenkarzinom (5–10 %)

75–90 % der Fälle sind sporadisch, bei 10–25 % findet sich eine autosomale Mutation im RET Proto-Onkogen (familiäres MTC, MEN IIa und IIb)

Sporadisches Medulläres Schilddrüsenkarzinom

Histologie: Der eher fibrotische Tumor geht von den parafollikulären Zellen (C-Zellen) aus und besteht aus polygonalen basophilen, spindelförmigen oder hellen Zellen, die solid oder in Trabekeln angeordnet sind. Er enthält Amyloid und ist von keiner Kapsel umgeben. Die Diagnose wird in der Regel durch den Nachweis von Calcitonin in den Tumorzellen gestellt.

Symptome: Das medulläre Schilddrüsenkarzinom tritt meist im mittleren Lebensalter (5.–6. Dekade) auf und ist durch langsames Wachstum gekennzeichnet. Es treten jedoch frühzeitig Lymphknotenmetastasen auf, was ein wichtiger prognostischer Faktor ist. In weiterer Folge erfolgt die Metastasierung in Leber, Lunge und Knochen. Die Prognose ist bei Patienten, die mittels Screening (Pentagastrin- oder Calcium-Stimulationstest) diagnostiziert wurden, wesentlich besser (postoperativ > 90 % normales Calcitonin) als bei Patienten, die erst durch einen palpablen Tumor diagnostiziert wurden (postoperativ bleibt in 80 % der Fälle das Calcitonin weiterhin erhöht).

Therapie

Thyreoidektomie mit Lymphknotendissektion

Bei MEN IIa und MEN IIb ist vor einer Thyreoidektomie der Ausschluss eines Phäochromozytoms erforderlich

Schilddrüsenhormon-Substitution (TSH im normalen Bereich)

Tumormarker: Calcitonin, CEA

Bei Patienten mit progressiver metastasierender Erkrankung werden auch Tyrosinkinase-Hemmer eingesetzt (Vandetanib, Caprelsa®; Cabozantinib, Cometriq®).

Familiäre Varianten

Beim familiären medullären Schilddrüsenkarzinom besteht in 50–85 % der Fälle ein bilateraler Tumor.

- Multiple endokrine Neoplasie (MEN) IIa
  Autosomal dominant
  Mutation des Ret Protoonkogens auf Chromosom 10
  Manifestation: 4. Dekade

Symptome: Typische Trias; Medulläres Schilddrüsenkarzinom (95–100 %), Phäochromozytom (40–80 %) und primärer Hyperparathyreoidismus (~ 30 %)

- MEN IIb
  Autosomal dominant
  Mutation des Ret Protoonkogens auf Chromosom 10
  Manifestation: 1.–2. Dekade

Symptome: Ganglioneurome der Mukosa (100 %), Medulläres Schilddrüsenkarzinom (80 %), Phäochromozytom (30–60 %), Primärer Hyperparathyreoidismus, marfanoider Habitus

- Erbliche Nicht-MEN-Form
  Manifestation: 3. Dekade

Nachsorge bei medullärem Schilddrüsenkarzinom

Laborkontrolle: TSH, fT_4, Calcitonin basal und nach Pentagastrin- oder Calcium-Stimulation; Halssonographie

Bei Calcitonin-Erhöhung nach chirurgischer Therapie werden mehrere Untersuchungen zur Tumorlokalisation eingesetzt. Kein diagnostisches Verfahren alleine gewährleistet eine ausreichende diagnostische Sicherheit, dementsprechend ist eine multimodale bildgebende Strategie erforderlich. Diese umfasst die Sonographie der Halsorgane, CT des Thorax, die Knochenszintigraphie (periphere Läsionen), die Skelett-MRT (axiale Läsionen), Leber-MRT bzw. PET/CT oder PET/MRT mit $F\text{-}^{18}$ DOPA. Ergibt sich im Krankheitsverlauf eine Verkürzung der Calcitonin-Verdoppelungszeit oder liegen Calcitonin-Konzentrationen > 1000 pg/ml vor, ist dies ein Hinweis auf ein aggressiveres Tumorverhalten. Hier gelingt es mittels PET/CT mit $F\text{-}^{18}$ FDG am besten – im Vergleich zu anderen bildgebenden Verfahren – die Tumorareale nachzuweisen.

Eine weitere Alternative ist ein PET/CT mit einem Ga^{68}-markierten Somatostatin-Analogon, auch in Hinblick auf eine mögliche Radionuklidtherapie mit Y^{90} oder Lu^{177} markierten Somatostatin-Analoga.

Tab. 2. Prognose der Schilddrüsenkarzinome

	Überlebensrate
papilläres SD-Karzinom	80 %/10 Jahre
follikuläres SD-Karzinom	60 %/10 Jahre
undifferenziertes SD-Karzinom	50 %/6 Monate
medulläres SD-Karzinom	85 %/10 Jahre

Cave: Abhängigkeit vom klinischen Stadium; 99–100 % Überlebensrate bei klinischem Stadium I von Patienten mit differenziertem Schilddrüsenkarzinom

Lipidstoffwechsel

F. Kiefer, M. Bischof, B. Ludvik, C. Nanoff, T. Stulnig

Lipoproteine und Lipid-Transport

Die meisten Lipide sind wasserunlöslich und können daher nicht in freier Form im Plasma zirkulieren. Freie Fettsäuren (FFS) zirkulieren gebunden an das Plasmaprotein Albumin. Triglyzeride, freies Cholesterin, Cholesterinester und Phospholipide werden in Form von Lipoproteinen transportiert. Lipoproteine bestehen aus einem hydrophoben Kern (in erster Linie Triglyzeride und Cholesterinester), der von amphipathischen Lipiden (Phospholipide, freies Cholesterin) und Proteinen (Apolipoproteinen) umgeben ist. Apolipoproteine haben nicht nur die Funktion, die Lipide in Lösung zu halten, sondern sind darüber hinaus für die regulierte Aufnahme von Lipiden in Zellen verantwortlich. Die wichtigsten Apolipoproteine sind Apo E, Apo C und Apo B. Apo B kommt in einer niedermolekularen Form (Apo B-48) und in einer höhermolekularen Form (Apo B-100) vor. Die Apolipoprotein-Anteile der einzelnen Lipoproteinklassen sind in Tab. 1 und Abb. 1 dargestellt. Die Einteilung in einzelne Klassen erfolgt aufgrund ihrer Dichte in Very low density lipoproteins (VLDL), Intermediate density lipoproteins (IDL), Low density lipoproteins (LDL) und High density lipoproteins (HDL) (Tab. 1).

Tab. 1. Lipoproteinklassen und ihre Charakteristika

Lipoprotein	Chylomikronen	Chylom.-Remnants	VLDL	IDL	LDL	HDL
Größe (nm)	75–1.000	30–80	30–80	25–40	20	7,5–10
Protein-Anteil (%)	2		8	10	20	50
Apolipoproteine	B-48, C, E	B-48, E	B-100, C, E	B-100, E	B-100	A
Hauptsächliches Lipid im Kern	Nahrungs-triglyzeride	Nahrungs-cholesterin-ester	Endogene Triglyzeride		Endogene Cholesterinester	

Die Dichte ist umso größer, je höher der Proteinanteil ist. Auch die aus der Nahrung stammenden Chylomikronen gehören zu den Lipoproteinen. Man unterscheidet zwischen einem exogenen und einem endogenen pathway des Lipidtransportes, wobei der exogene pathway Lipide vom Darm zur Leber transportiert, während der endogene pathway Lipide zwischen unterschiedlichen Organen transportiert (Abb. 1).

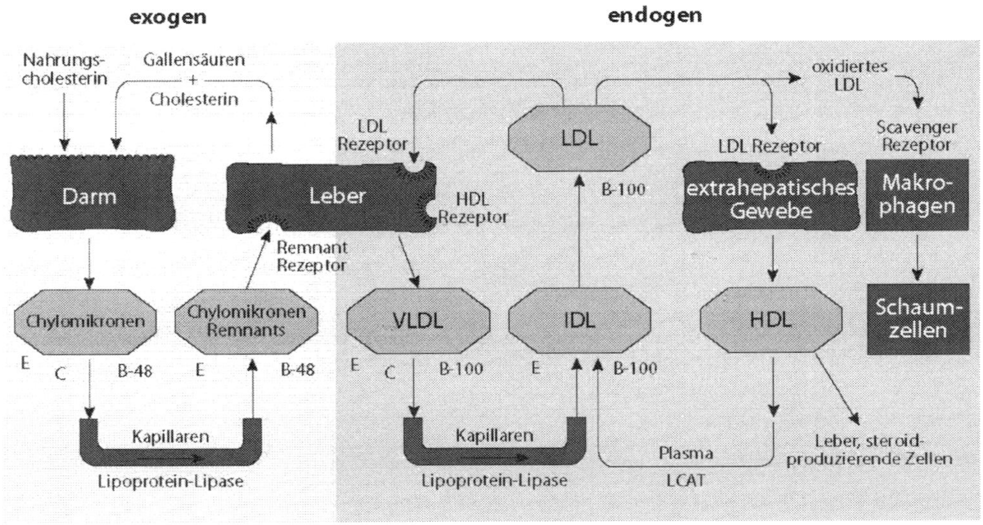

Abb. 1. Lipidtransport durch Lipoproteine
nach: Ganong (2005): Review of Medical Physiology

Chylomikronen werden in der Darmmukosa im Zuge der Fettverdauung gebildet und gelangen über die Lymphe ins Blut. Die an der Oberfläche der Kapillarendothelien (besonders in Fettgewebe, Muskulatur, Herz und Lunge) lokalisierte Lipoproteinlipase spaltet die in den Chylomikronen (und auch in VLDL) lokalisierten Triglyzeride in FFS und Glycerin, die dann von den Zellen des umliegenden Gewebes (z. B. Adipozyten) aufgenommen und wiederverestert werden können. Ein Bestandteil des Apo-C-Komplexes (Apo C-II) bewirkt die Bindung des Substrates an die Lipoproteinlipase und „aktiviert" sie dadurch. Die Aktivität der Lipoproteinlipase wird durch Heparin stimuliert. In den Kapillaren verlieren die Chylomikronen (und auch die VLDL) Apo C. Die verbleibenden, Triglyzerid-armen Chylomikronenreste (Remnants) werden über den Remnant-Rezeptor bzw. über LDL-Rezeptoren von Leberzellen internalisiert und abgebaut.
VLDL werden in der Leber gebildet und transportieren hauptsächlich die in der Leber gebildeten Triglyzeride zu extrahepatischen Geweben. Nachdem sie durch die Wirkung der Lipoproteinlipase (siehe oben) Triglyzeride abgegeben haben, werden sie zu IDL. Diese geben Phospholipide ab und nehmen Cholesterinester auf. Choles-

terinester entstehen durch die Wirkung des plasmatischen Enzyms LCAT (Lecithin-Cholesterin-Acyltransferase) aus Cholesterin in HDL. IDL werden zum Teil von der Leber aufgenommen, zum Teil werden sie durch weitere Abgabe von Triglyzeriden und Apo E zu LDL. LDL versorgt die Gewebe mit Cholesterin. Dieses wird z. B. für den Aufbau der Zellmembran und für die Steroidhormonsynthese gebraucht. LDL werden von vielen Zellen durch den LDL-Rezeptor über Rezeptor-vermittelte Endozytose (coated pits-coated vesicles-endosomes) aufgenommen, wobei der LDL-Rezeptor Apo B-100 erkennt und bindet. Nachdem sich das LDL durch pH-Verminderung vom Rezeptor gelöst hat, rezirkuliert der LDL-Rezeptor von den Endosomen zur Zellmembran. Nach Fusion der Endosomen mit Lysosomen wird aus Cholesterinestern das Cholesterin für die Verwendung in der Zelle freigesetzt. Bindet jedoch das Molekül Proprotein convertase subtilisin/kexin type 9 (PCSK9) an den LDL-Rezeptor, wird der LDL-Rezeptor gemeinsam mit dem Cholesterin ins Lysosom transportiert und abgebaut. Dadurch stehen weniger LDL-Rezeptoren für die Aufnahme von LDL zur Verfügung. Das freigesetzte Cholesterin hemmt das Enzym HMG-CoA-Reductase und somit die endogene Cholesterinsynthese.

Außerdem fördert es die Veresterung von überschüssigem Cholesterin (Enzym: ACAT = acyl-CoA cholesterol acyltransferase) und hemmt die Neusynthese von LDL-Rezeptoren. In Makrophagen können veränderte, z. B. oxidierte LDL auch über den Scavenger-Rezeptor und andere Rezeptoren internalisiert werden. Wenn Makrophagen besonders viel oxidiertes LDL enthalten, werden sie zu „Schaumzellen“ (→ Atherosklerose).
Cholesterin kann die Zellen über ABC-Transporter verlassen und wird dann von HDL aufgenommen. Das HDL-System transportiert Cholesterin zur Leber, wo es über die Galle nach oxidativer Umwandlung zu den Gallensäuren ausgeschieden werden kann.

Dyslipoproteinämien

Definition

Dyslipoproteinämien sind qualitative oder quantitative Veränderungen der Lipoproteine im Plasma.

Während Hypercholesterinämie ein wesentlicher Risikofaktor für die Entstehung der arteriellen Verschlusskrankheit (AVK) ist, können exzessive Erhöhungen der Triglyzeride (> 1.000 mg/dl) zu Mikrozirkulationsstörungen und akuter Pankreatitis führen.

Nicht alle Lipoproteine sind atherogen: Chylomikronen/VLDL-remnants, IDL, LDL und Lp(a) begünstigen Atherosklerose, während HDL protektiv wirken kann. Lipoproteine mit geringem Cholesteringehalt (Chylomikronen und evtl. VLDL) sind bezüglich Atherosklerose neutral.

Um die Plasmalipoproteine korrekt beurteilen und eine phänotypische Einteilung vornehmen zu können, sind einige Voraussetzungen zu erfüllen:

- Alkoholkarenz für 48 h
- Blutabnahme nüchtern (≥ 12 h)
- Lipidsenkerkarenz (> 2 Wochen) (für Einteilung nach Fredrickson)
- keine Akuterkrankung
- stabiles Gewicht

In der klinischen Routine werden nur Gesamtcholesterin, HDL-Cholesterin und Triglyzeride direkt bestimmt. Das LDL-Cholesterin wird nach der Friedewald-Formel (LDLC = Chol – HDLC – Triglyzeride/5; wobei LDLC, LDL-Cholesterin; Chol, Gesamt-Cholesterin; HDLC, HDL-Cholesterin) berechnet. Diese Formel darf nur verwendet werden, wenn die Triglyzeride < 400 mg/dl liegen.

Normalbefund

Gesamtcholesterin < 200 mg/dl

HDL-Cholesterin: Männer ≥ 40 mg/dl, Frauen ≥ 45 mg/dl

Triglyzeride < 150 mg/dl

keine positive Familienanamnese für KHK (positiv = Manifestation der koronaren Herzkrankheit bei erstgradig verwandten Männern vor dem 55., bei Frauen vor dem 65. Lj.)

Primäre Dyslipoproteinämien

Primäre Dyslipoproteinämien werden durch Gendefekte hervorgerufen.

Die klassische phänotypische Beschreibung der Lipoproteinmuster im Plasma erfolgt nach der Einteilung von Fredrickson:

Tab. 2

Phänotyp nach Fredrickson	Lipoprotein	Lipid
Typ 1	Chylomikronen	Triglyzeride
Typ 2 a	LDL	Cholesterin
Typ 2 b	LDL und VLDL	Cholesterin und Triglyzeride
Typ 3	Chylomikronenremnants und IDL	Triglyzeride und Cholesterin
Typ 4	VLDL	Triglyzeride
Typ 5	VLDL und Chylomikronen	Triglyzeride und Cholesterin

Diese Einteilung beschreibt nur die verschiedenen Formen der Hyperlipoproteinämie, ohne auf den zugrunde liegenden Gendefekt oder das klinische Bild der Erkrankung einzugehen.

Da die meisten Gendefekte bereits bekannt sind, wird heute vermehrt eine genetisch/metabolische Einteilung der primären Dyslipoproteinämien verwendet.

Tab. 3. (nach: Williams, 2003, "Textbook of Endocrinology")

					Typische klinische Manifestation		
Erkrankung	**Mutiertes Gen**	**Vererbung**	**Geschätzte Prävalenz**	**Lipoprotein Muster**	**Xanthome**	**Pankreatitis**	**Vorzeitige Atherosklerose**
Familiäre LPL-Defizienz	LPL	autosomal rezessiv	$1/10^6$	I, V	eruptiv	+	–
Familiäre Apo-CII-Defizienz	Apo C-II	autosomal rezessiv	$1/10^6$	I, V	eruptiv (selten)	+	–
Familiäre Hypercholesterinämie	LDL-Rezeptor	autosomal dominant	1/500 (heterozygot) $1/10^6$ (homozygot)	II a (selten II b)	tendinös tuberös Xanthelasmen	–	+
Familiär defektes Apo-B-100	Apo B	autosomal dominant	1/1.000	II a		–	+
Familiäre Typ-III-Hyperlipo-proteinämie	Apo E	autosomal rezessiv (selten dominant)	1/10.000	III	palmar	–	+
Familiär kombinierte Hyperlipidämie	unbekannt	autosomal dominant	1/100	II a, II b, IV (selten V)	–	–	+
Familiäre Hypertriglyzeridämie	unbekannt	autosomal dominant	?	IV (selten V)	–	–	+ (?)

In der klinischen Praxis erfolgt die Einteilung in isolierte Hypercholesterinämien, isolierte Hypertriglyzeridämien und kombinierte Hyperlipidämien.

Isolierte Hypercholesterinämien

Klinische Differentialdiagnose der isolierten Hypercholesterinämien

Gesamt-Cholesterin < 350 mg/dl:
- Polygene Hypercholesterinämie
- familiär kombinierte Hyperlipidämie
- familiäre Hypercholesterinämie und familiär defektes Apolipoprotein B-100 (heterozygot)

Gesamt-Cholesterin > 500 mg/dl:
- familiäre Hypercholesterinämie und familiär defektes Apolipoprotein B-100 (homozygot)

Polygene Hypercholesterinämie

Bei dieser Erkrankung liegt eine vererbbare Neigung zu erhöhten Cholesterinspiegeln vor. Bei gesunder Lebensweise sind die LDL-Werte oft nur geringfügig erhöht. Durch Auslöser einer sekundären Hyperlipidämie, wie Adipositas, fett- oder kalorienreiche Ernährung und Diabetes, kann es aber zu einer ausgeprägten LDL-Cholesterinerhöhung kommen. In der täglichen Praxis ist ein Großteil der Hypercholesterinämien auf diese Erkrankung zurückzuführen. Die Familienanamnese bezüglich vorzeitiger koronarer Herzerkrankung kann auch negativ sein.

Familiäre Hypercholesterinämie

Ursache dieser Erkrankung ist eine Mutation des LDL-Rezeptorgens. Bei der homozygoten Form fehlen funktionsfähige LDL-Rezeptoren, bei der heterozygoten Form ist die Aktivität der LDL-Rezeptoren um etwa die Hälfte vermindert. LDL können daher nicht in ausreichendem Umfang in die Zellen aufgenommen und metabolisiert werden. Die Prognose bei homozygoten Formen ist schlecht, es treten bereits in der Jugend erste Herzinfarkte auf. Bei heterozygoten Formen findet sich oft eine im frühen Erwachsenenalter manifestierende koronare Herzerkrankung.
Die homozygote Form ist aufgrund der massiv erhöhten LDL-Spiegel leicht zu diagnostizieren. Die Diagnose der heterozygoten familiären Hypercholesterinämie erfolgt in der Praxis durch Kombination spezifizierter Kriterien wie:

- LDL-Cholesterin > 220 mg/dl und
- positive Familienanamnese für prämature koronare Herzkrankheit oder
- LDL-Hypercholesterinämie ähnlichen Ausmaßes bei einem Elternteil oder Geschwistern
- charakteristische Sehnenxanthome (Lipideinlagerungen) in der Achillessehne oder in den Sehnen der Fingerextensoren. Xanthome finden sich bei Homozygoten ab der Kindheit, bei Heterozygoten in etwa der Hälfte der Fälle.
- Arcus cornealis vor dem 45. Lebensjahr

Familiär defektives Apolipoprotein B-100

Durch Mutation des Apolipoprotein B-100-Gens verlieren die LDL-Partikel die Bindungsfähigkeit an den LDL-Rezeptor. Die Hypercholesterinämie ist unterschiedlich stark ausgeprägt, das kardiovaskuläre Risiko wird durch die Höhe des LDL-Cholesterins bestimmt. In der Kindheit und Jugend sind die Cholesterinwerte oft normal oder nur geringfügig erhöht, mit zunehmendem Alter werden dann Werte wie beim LDL-Rezeptordefekt erreicht. Die klinische Diagnose erfolgt durch die gleichen Kriterien wie bei der familiären Hypercholesterinämie.

Kardiovaskuläre Risikofaktoren

Erhöhte Serumcholesterinwerte gehen mit einem erhöhten Risiko für kardiovaskuläre Krankheiten und Koronartod einher. Zusätzliche Risikofaktoren haben einen multiplikativen Effekt auf das koronare Risiko.

- Lebensalter
  Frau ≥ 55 Jahre
  Mann ≥ 45 Jahre
- Nikotinabusus
- positive Familienanamnese für vorzeitige koronare Herzerkrankung (Männer < 55, Frauen < 65 Jahre)
- HDL bei Männern < 40 mg/dl, bei Frauen < 50 mg/dl
- arterielle Hypertonie ≥ 140/90 oder antihypertensive Therapie

Risikokategorien und Therapieziele

Die Planung der Therapie eines Patienten mit Hypercholesterinämie erfolgt durch eine Risikostratifizierung hinsichtlich kardiovaskulärer Erkrankungen. Beispielsweise bei vorbekannter koronarer Herzer-krankung liegt bereits ein sehr hohes Risiko vor. Bei Abwesenheit von Faktoren, die die Einordnung in hohe bzw. sehr hohe Risikokategorien erfordern, empfiehlt die European Society of Cardiology die Verwendung von EuroSCORE *(Systematic Coronary Risk Estimation*) Risikotabellen um das kardiovaskuläre Gesamtrisiko besser einschätzen zu können: (http://www.escardio.org/static_file/Escardio/Subspecialty/EACPR/Documents/score-charts.pdf zuletzt geprüft am 13.12.2018). Diese geben das 10-Jahres-Risiko (in Prozent) an, an einem kardiovaskulären Ereignis zu versterben. Patienten mit bekannter kardiovaskulärer Erkrankung (KHK, pAVK, cAVK), Diabetes oder chronischer Niereninsuffizienz fallen automatisch in die Kategorie mit hohem oder sehr hohem Risiko.

- Niedriges Risiko: EuroSCORE
  Ziel: LDL-Cholesterin < 190 mg/dl
  Sollte auch unter Lebensstilmodifikation das LDL-Cholesterin > 190 mg/dl liegen, ist eine medikamentöse Therapie indiziert.
- Moderates Risiko: EuroSCORE ≥ 1 % und < 5 %
  Ziel: LDL-Cholesterin < 115 mg/dl
- Hohes Risiko: familiäre Dyslipidämie oder schwere Hypertonie oder EuroSCORE ≥ 5 % und < 10 % hohes Risiko
  Ziel: LDL-Cholesterin < 100 mg/dl
- Sehr hohes Risiko: etablierte kardiovaskuläre Erkrankung (KHK, pAVK, cAVK), Diabetes, chronischer Niereninsuffizienz oder EuroSCORE ≥ 10 %
  Ziel: LDL-Cholesterin < 70 mg/dl bzw. ≥ 50 % Reduktion vom Ausgangswert

Isolierte Hypertriglyzeridämie

Klinische Differentialdiagnose der isolierten Hypertriglyzeridämien

Tab. 4

Triglyzeride < 1000 mg/dl	**Triglyzeridkonzentration > 1000 mg/dl**
familiäre Hypertriglyzeridämie	Apo C-II- oder LPL-Defizienz
familiär kombinierte Hyperlipidämie	

Familiäre Hypertriglyzeridämie

Es findet sich eine mäßig erhöhte Triglyzeridkonzentration im Serum, sehr oft besteht gleichzeitig eine erniedrigte HDL-Cholesterinkonzentration. Die VLDL-Partikel sind triglyzeridreicher und größer als bei Stoffwechselgesunden. Ein Gendefekt ist bisher nicht bekannt, wohl aber verschiedene Genvarianten. Typischerweise sind Verwandte ersten Grades ebenfalls von einer isolierten Hypertriglyzeridämie betroffen. Die Familienanamnese bezüglich vorzeitiger koronarer Herzerkrankung ist aber negativ, da kein wesentlich erhöhtes Risiko besteht. Durch Diätfehler kann es zu drastischen Erhöhungen der Triglyzeride auf über 1000 mg/dl kommen.

Therapieziel

Triglyzeride < 150 mg/dl

Medikamentöse Therapie bei Triglyzeride > 200 mg/dl trotz Lebensstilmodifikation

Apo C-II- oder LPL-Defizienz

Bei diesen autosomal-rezessiv vererbten Erkrankungen findet sich eine ausgeprägte Erhöhung der Plasmakonzentrationen von Chylomikronen. Differentialdiagnostisch muss durch Ausschluss von sekundären Ursachen für eine Hypertriglyzeridämie (z. B. Leber- und Nierenerkrankungen, Alkoholabusus und Diabetes mellitus) eine entgleiste familiäre Hypertriglyzeridämie abgegrenzt werden. Häufig finden sich glutäal sowie an den Schultern und Streckseiten der Extremitäten eruptive Xanthome: gelbe Papeln mit einem entzündlichen Rand, die gelegentlich jucken. Bei deutlich erhöhter Triglyzeridkonzentration (> 1000 mg/dl) kann es durch den Anstieg der Blutviskosität zu Störungen in der Mikrozirkulation kommen, die sich klinisch z. B. mit kardialer bzw. neurologischer Symptomatik oder auch durch eine akute Pankreatitis manifestieren.

Therapieziel

Versuch der Senkung der Triglyzeridkonzentrationen in die Nähe des bzw. in den Normbereich, Diätfehler sind unbedingt zu vermeiden.

Kombinierte Hyperlipidämien

Eine kombinierte Hyperlipidämie besteht bei Cholesterin > 200 mg/dl und Triglyzeriden > 200 mg/dl

Familiäre kombinierte Hyperlipidämie

Es werden vermehrt kleine triglyzeridarme VLDL-Partikel mit hoher atherogener Potenz produziert. Da zeitweise auch vermehrt Triglyzeride aus der Leber sezerniert werden, kann sich diese Stoffwechselstörung als Hypertriglyzeridämie, Hypercholesterinämie oder gemischte Hyperlipidämie manifestieren. Die Erhöhung der Serumkonzentrationen von Cholesterin ist meist nur gering ausgeprägt (200–300 mg/dl), erhöhte Konzentrationen von ApoB und Triglyzeriden weisen auf die Diagnose hin. Es besteht ein deutlich erhöhtes Risiko für vorzeitige kardiovaskuläre Ereignisse. Die familiäre kombinierte Hyperlipidämie ist in der Praxis durch folgende Kriterien charakterisiert:

- verschiedene Phänotypen von Hyperlipidämien innerhalb der Familie
- bei Patienten können die phänotypischen Ausprägungen wechseln
- positive Familienanamnese für frühzeitige koronare Herzkrankheit
- Apolipoprotein B > 125 mg/dl bei gleichzeitig erhöhten Triglyzeriden

Familiäre Dysbetalipoproteinämie

Bei Vorliegen des Apolipoprotein-E-Genotyps E2/E2 (Austausch einer einzigen Aminosäure gegenüber dem „normalen“ Apolipoprotein E3) geht die Bindungsfähigkeit an die Rezeptoren weitgehend verloren. Durch Anreicherung von Chylomikronen-Remnants und IDL im Blut steigen die Serumkonzentrationen von

Cholesterin und Triglyzeriden an, wobei meist ein Verhältnis zwischen 0,7 und 1,3 (bei Einheit mg/dl) beobachtet wird. Das Risiko für arterielle Verschlusskrankheit ist deutlich erhöht.
Die familiären Dysbetalipoproteinämie ist in der Praxis durch folgende Kriterien charakterisiert:

- Quotient ApoB/Cholesterin < 0,4 (beides in mg/dl)
- Lipoproteinelektrophorese (breite beta-Bande)
- Bestimmung des Apolipoprotein-E-Genotyps
- charakteristische gelbliche Lipideinlagerungen in den Handlinien der Hand-innenflächen (palmare Xanthome)

Therapieziele bei kombinierten Hyperlipidämien

Bei Triglyzeridwerten > 200 mg/dl ist als sekundärer Zielwert statt dem LDL-Cholesterin das Non-HDL-Cholesterin anzuwenden:
Non-HDL-Cholesterin = Gesamtcholesterin minus HDL-Cholesterin
Aufgrund des hohen kardiovaskulären Risikos sollten kombinierte Hyperlipidämien aggressiv behandelt werden, wobei Statine die Mittel der ersten Wahl sind. Bei Hochrisikopatienten mit Dyslipidämie, bei denen hohe Triglyzeride und niedrige HDL-Cholesterinwerte vorliegen, kann eine Kombinationstherapie Statin und Fibrat erwogen werden.

Sekundäre Dyslipoproteinämien

Sekundäre Dyslipoproteinämien können durch zahlreiche Ursachen hervorgerufen werden, z. B. Hypothyreose, Akromegalie, Kortisolexzess, nephrotisches Syndrom, Östrogene, Thiazide, β-Blocker.
Am häufigsten findet sich eine sekundäre Dyslipoproteinämie jedoch bei metabolischem Syndrom und Diabetes mellitus.

Dyslipidämie bei Diabetes mellitus Typ 2

Diabetes bewirkt eine komplexe Veränderung des Lipidstoffwechsels. Es findet sich eine verminderte LPL-Aktivität und eine vermehrte Produktion von VLDL. Durch das Cholesterinester-Transferprotein (CETP) werden bei erhöhtem VLDL Triglyzeride aus VLDL gegen Cholesterin aus HDL + LDL ausgetauscht. Die VLDL werden cholesterinreich und atherogen. Die in LDL und HDL angereicherten Triglyzeride werden durch die Lipoproteinlipase abgespalten, es resultieren kleine dichte LDL-Partikel mit erhöhter Atherogenität sowie ein vermehrter Abbau von HDL-Partikeln. Die Zunahme von VLDL (Triglyzeride) im Blut von Patienten mit

Typ 2 Diabetes mellitus ist Folge der Hyperinsulinämie. Insulin steigert die Synthese von Sterol regulatory element-binding protein 1c (SREBP1c), einem Transkriptionsfaktor, der in Folge die Fettsäure-synthese durch Induktion der Lipogenese-Gene steigert; die entstehenden Fettsäuren werden zu Triglyzeriden verestert. Der Fettgehalt der Leber steigt an und VLDL wird vermehrt freigesetzt. Die insulinbedingte Induktion des SREBP1c-Gens dürfte begleitend zur Entstehung einer mikroRNA führen, die die Ausstattung von Leberzellen mit dem Cholesterinexporteur ABCA1 (= Voraussetzung für das Aufkommen von HDL-Partikeln in der Blutbahn) vermindert. Dieser hepatische Effekt des Insulins dürfte zum typischen Muster der Dyslipidämie (Hypertriglyzeridämie + HDL ↓, wenig erhöhtes LDL) beim Typ 2 Diabetes zumindest beitragen.

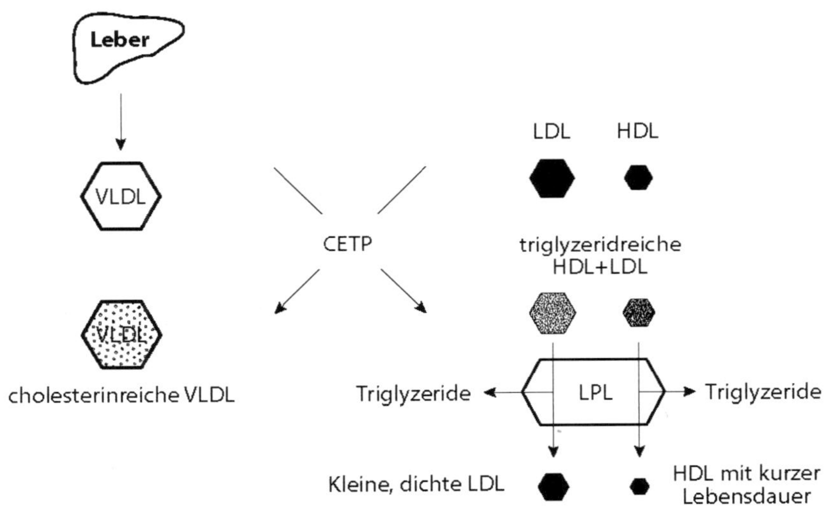

Abb. 3

Durch die Hyperglykämie werden die Apolipoproteine unspezifisch glykosiliert, was die Entstehung von Atherosklerose weiter begünstigt.

Therapie

Bei sekundären Fettstoffwechselstörungen steht wenn möglich die konsequente Therapie der Grundkrankheit im Vordergrund. Falls dadurch die Lipidwerte nicht normalisiert werden können, muss in der Therapie wie bei primären Fettstoffwechselstörungen vorgegangen werden.

Therapie der Dyslipoproteinämien

Lebensstilmodifikation

- Allgemein
  - Gewichtsreduktion bei Übergewicht
  - Ausdauersport
- Diät
  - Hypercholesterinämien
    Reduktion von Nahrungsfetten
    Ersatz der gesättigten Fettsäuren durch ein- oder mehrfach ungesättigte Fettsäuren
    Einschränkung der Cholesterinzufuhr auf 300 mg pro Tag
    Erhöhung des Ballaststoffanteils
  - Hypertriglyzeridämie
    Alkoholkarenz
    Vermeiden rasch resorbierbarer Kohlenhydrate
    langkettige Omega-3 Fettsäuren

Pharmakologische Therapie

Statine

Diese Medikamente bewirken eine kompetitive Hemmung der Hydroxy-Methyl-Glutarsäure-Koenzym-A-Reduktase (HMG-CoA-Reduktase), einem Schlüsselenzym in der Cholesterinbiosynthese. Durch Reduktion der Cholesterinsynthese in der Leber werden vermehrt LDL-Rezeptoren exprimiert. Es resultiert eine vermehrte LDL-Aufnahme in die Leber, wodurch es zum Abfall der LDL-Konzentrationen im Plasma kommt. In weitaus geringerem Maße wird durch Abfall der VLDL-Synthese auch der Triglyzeridspiegel beeinflusst.

Statine unterliegen einem ausgeprägten First-pass-Effekt, die Aufnahme in Leberzellen erfolgt durch OATP1B1, der Abbau vieler Statine durch CYPs und Glukuronyltransferasen. Nur 5–20 % der Dosis erreicht die systemische Zirkulation (→ Gefahr von tödlichen Zwischenfällen durch Enzymhemmung im Rahmen von Arzneimittelinteraktionen). Mit Ausnahme von Atorvastatin und Rosuvastatin haben Statine eine kurze Halbwertszeit (1–4 h), weshalb diese Statine am besten abends verabreicht werden.

Indikation

Hypercholesterinämie, kombinierte Hyperlipidämie

Nebenwirkungen

Statine sind gut verträglich, Nebenwirkungen sind selten.

- Statin-Myopathie

Selten entsteht eine Statin-induzierte Rhabdomyolyse, die Inzidenz ist gering (< 0,1 %). Im Vollbild besteht allerdings Lebensgefahr.

Symptome: Zunehmende Muskelschmerzen (wie Muskelkater, jedoch ohne entsprechende körperliche Belastung), Abgeschlagenheit, akutes Nierenversagen durch Myoglobinurie.

- Gefährliche Arzneimittelinteraktionen
  - pharmakokinetisch
    - Gemfibrozil: OATP2, Glukuronidierung
    - Azol-Antimykotika, Makrolid-Antibiotika, HIV-Protease-Inhibitoren, Ciclosporin, Nefazodon, Grapefruitsaft: CYP3A4 (Abbau bes. von Simvastatin und Atorvastatin)

Wenn die Kombination mit einem dieser Medikamente notwendig ist, muss die Statin-Dosis niedrig gehalten werden (ca. ein Viertel der maximal empfohlenen Dosis). Andernfalls ist es das therapeutische Ziel, durch Dosismaximierung den non-HDL Cholesterinspiegel soweit wie möglich zu senken.

Hepatotoxizität ist selten, die Transaminasen sollten jedoch 4 Wochen nach Therapiebeginn und mindestens 1 x/Jahr kontrolliert werden.

Kontraindikationen

- Schwangerschaft
- Hochgradige Niereninsuffizienz (bei Hämodialyse Wirkung nicht eindeutig nachgewiesen, Myopathierisiko)

Gebräuchliche Substanzen

Pravastatin (z. B. Pravachol®) 20–80 mg/d

Simvastatin (z. B. Zocord®) 10–40 mg/d

Atorvastatin (z. B. Sortis®) 10–80 mg/d

Rosuvastatin (z. B. Crestor®) 10–40 mg/d

Fibrate

Fibrate aktivieren den Peroxisomen-Proliferator-Aktivator-Rezeptor α (PPARα) in Leberzellen. Durch Aktivierung der Fettsäureoxidation und Lipoprotein-Lipase-Aktivität bzw. Abnahme der Apolipoprotein- CIII (ApoC3)-Produktion wird VLDL im Plasma reduziert. Die Abnahme des LDL-Cholesterins ist ein sekundärer Effekt.

Fenofibrat kann darüber hinaus durch vermehrte Apolipoprotein-A-Produktion günstig auf den HDL-Spiegel wirken.

Indikation
Hypertriglyzeridämie

Nebenwirkungen
Fibrate sind gut verträglich, Nebenwirkungen sind selten. Gelegentlich werden gastrointestinale Störungen beobachtet, weiters kann es zur Entstehung von Gallensteinen kommen. Erhöhtes Myopathierisiko bei Kombination von Gemfibrozil mit Statinen.

Kontraindikationen
- ausgeprägte Nieren- oder Leberinsuffizienz
- Schwangerschaft
- Kindesalter

Gebräuchliche Substanzen
Bezafibrat (Bezalip®) 400 mg/d
Fenofibrat (Lipsin®) 200–250 mg/d
Gemfibrozil (Gevilon®) 900–1250 mg/d

Cholesterin-Resorptionshemmer
Ezetimib
Cholesterin wird aus dem Darmlumen über einen spezifischen Transporter, das Niemann-Pick-C1-like-1-Protein (NPC1L1) in der Bürstensaum-Membran der Enterozyten, resorbiert. Ezetimib hemmt die Aufnahme von Cholesterin selektiv um mehr als 50 %. Dies hat zur Folge, dass die Cholesterinkonzentration in den Leberzellen absinkt. Über die cholesterinabhängige Genregulation, vermittelt durch den Transkriptionsfaktor SREBP2, kommt es dadurch zu einer vermehrten Expression von LDL-Rezeptoren in Hepatozyten. Da die Cholesterin-Neusynthese zunimmt, ist Ezetimib als Monotherapie nicht sehr effektiv. In Kombination mit Statinen wird jedoch ein sehr guter synergistischer Effekt erzielt. Die Bioverfügbarkeit ist hoch, durch einen enterohepatischen Kreislauf beträgt die Halbwertszeit ~ 20 h.

Indikation
Hypercholesterinämie

Nebenwirkungen
Leicht erhöhtes Myopathie Risiko in Kombination mit Statinen, Diarrhoe, Flatulenz, Fatigue

Dosierung
Ezetimib (Ezetrol®) 10 mg 1 x täglich

Gallensäure-Binder

Gallensäure-bindende Harze sind kolloidale, nicht resorbierbare hygroskopische Polymere, die als Pulver eingenommen die Resorption von Gallensäuren aus dem Darm hemmen. Wegen der ausgeprägten Nebenwirkungen (Obstipation, Völlegefühl), des schlechten Geschmacks und zahlreicher Interaktionen werden diese Medikamente heute kaum mehr verwendet. Viel besser verträglich ist ein spezifischer Gallensäure-Binder, Colesevelam, der als Kapsel eingenommen wird. Colesevelam senkt bei Patienten mit Diabetes mellitus auch das HbA1c um ca. 0,5 %. Dagegen steigern Gallensäure-bindende Medikamente die Triglyzeride und dürfen bei Hypertriglyzeridämie > 300 mg/dl nicht verabreicht werden.

Indikation
Hypercholesterinämie

Gebräuchliche Substanzen
Cholestyramin (Quantalan®)
Colesevelam (Cholestagel®)

PCSK9-Hemmer

Erst vor wenigen Jahren wurde das Gen für Proprotein convertase subtilisin-like kexin type 9-(PCSK9) entdeckt und kurz darauf wurden Familien beschrieben, welche aufgrund einer „gain-of-function" Mutation dieses Gens das Bild einer familiären Hypercholesterinämie zeigten. Umgekehrt fand man, dass Patienten mit einer „loss-of-function" Mutation des PCSK9 Gens besonders niedrige LDL-Cholesterin Werte und damit assoziiert ein geringeres kardiovaskuläres Risiko aufweisen.
In den Hepatozyten wird LDL durch Bindung an den LDL-Rezeptor und nachfolgender Endozytose aus der Zirkulation entfernt. Der LDL-Rezeptor wird anschließend wieder an die Zelloberfläche recycelt und steht neuerlich für LDL Clearance zur Verfügung. Wenn allerdings PCSK9, welches hauptsächlich in der Leber produziert wird, gemeinsam mit LDL an den LDL-Rezeptor bindet, werden

sowohl LDL als auch der LDL-Rezeptor in den Lysosomen abgebaut. Durch die Hemmung von PCSK9 mittels therapeutischer monoklonaler Antikörper gelingt es die LDL-Rezeptordichte an der Hepatozytenoberfläche zu erhöhen und somit die LDL-Cholesterin-Konzentration signifikant zu senken. 2015 erhielten die ersten beiden PCSK9-Hemmer Evolocumab und Alirocumab die Zulassung.

Indikation
Primäre Hypercholesterinämie, kombinierte Hyperlipidämie und familiäre Hypercholesterinämie bei Statin-Intoleranz bzw. wenn durch Statine Zielwerte nicht erreicht werden

Nebenwirkungen
Reaktionen an der Einstichstelle

Gebräuchliche Substanzen
Evolocumab (Repatha®) 140 mg alle 2 Wochen s. c.
Alirocumab (Praluent®) 75 mg oder 150 mg alle 2 Wochen s. c.

Nikotinsäure-Derivate
Nikotinsäure hemmt die Freisetzung von Fettsäuren aus dem Fettgewebe; dieser Effekt ist unabhängig von der therapeutischen Wirkung. Die Einnahme von Nikotinsäure (in Grammdosen) führt nach einigen Tagen zur Abnahme der Triglyzeride und des LDL. Nikotinsäure ist das einzige Medikament, das die HDL-Spiegel um ca. 30 % anheben kann. Dennoch wurden entsprechende Präparate vom Markt genommen, nachdem 2011 zwei Studien (AIM-HIGH, HPS2-THRIVE) abgebrochen wurden, in denen durch die Zugabe von Nikotinsäure zu Simvastatin das Risiko für kardiovaskuläre Ereignisse in Hochrisikopatenten nicht reduziert werden konnte.

Angriffspunkte und Wirksamkeit

Tab. 5

Angriffspunkt	Stoffgruppe	Abfall des LDL-C	Zunahme von HDL-C
HMG-CoA-Reduktase	Statine	20–55 %	10 %
LDL-Rezeptor Recycling	PCSK9-Hemmer	50–75 %	5–10 %
Enterohepatischer Kreislauf der Gallensäure	Gallensäure-Binder	20 %	4 %
PPARα ⇒ Leberstoffwechsel	Fibrate	?	5–15 %
Stoffwechsel in Fettgewebe	Niacin	25 %	
Cholesterintransport am Darmepithel	Ezetimib	20 %	15–30 %

Knochen-, Kalzium- und Phosphat-Stoffwechsel, Erkrankungen der Nebenschilddrüse

P. Pietschmann, C. Nanoff, R. Dudczak, R. Marculescu

Aufbau des Knochens

Der Knochen hat im Wesentlichen zwei Hauptaufgaben zu erfüllen: Eine Funktion des Knochens ist die eines Stützorgans, andererseits dient der Knochen auch als Stoffwechselorgan, insbesondere als Speicher für Kalzium und Phosphat. 99 % des Gesamtkörperkalziums und 85 % des Phosphats sind im Kochen abgelagert. Die anorganische Komponente des Knochens, welche etwa zwei Drittel des Trockengewichts des Knochens ausmacht, besteht im Wesentlichen aus dem Kalziumphosphat Hydroxylapatit. Das restliche Drittel des Trockengewichts macht die organische Knochenmatrix aus. Diese besteht zu 90 % aus Typ-1-Kollagen, darüber hinaus enthält die Knochenmatrix noch verschiedene nicht-kollagene Proteine wie Osteocalcin, Osteonectin, Osteopontin, Bone Sialoprotein. Außer dem anorganischen Mineralanteil und der organischen Knochenmatrix besteht das Knochengewebe aus Zellen (Osteoblasten, lining cells, Osteozyten, Osteoklasten) und Wasser.

Zellen des Knochens

Die **Osteoblasten** stammen wie die Adipozyten, Chondroblasten, Myoblasten und Fibroblasten von einer mesenchymalen Stammzelle ab (Abb. 1). Für die Differenzierung zu Osteoblasten sind die Transkriptionsfaktoren Runx 2 (runt related transcription factor 2), ältere Bezeichnung core binding factor a1 (= cbfa1) und Osterix von großer Bedeutung. Eine Hauptfunktion der Osteoblasten ist die Knochenneubildung. Osteoblasten synthetisieren zuerst die organische Knochenmatrix (die unmineralisierte Knochenmatrix wird auch als Osteoid bezeichnet); in einem zweiten Schritt erfolgt die Mineralisierung dieser Matrix. Ruhende Osteoblasten (solche, die derzeit keinen neuen Knochen bilden) werden als „**lining cells**" bezeichnet. Osteoblasten können sich auch zu **Osteozyten** weiterentwickeln. Im Gegensatz zu den Osteoblasten und den Osteoklasten, welche sich an der Knochenoberfläche befinden, sind die Osteozyten in den Knochen eingebettet. Obwohl die Osteozyten die zahlenmäßig größte Knochenzellpopulation darstellen, ist über ihre Funktion wenig bekannt. Die Osteozyten besitzen lange zytoplasmatische Ausläufer und stehen über diese untereinander sowie mit den Osteoblasten in Verbindung. Es wird angenommen, dass die Osteozyten als Mechanosensoren, die Veränderungen der Knochenbelastung registrieren, fungieren.

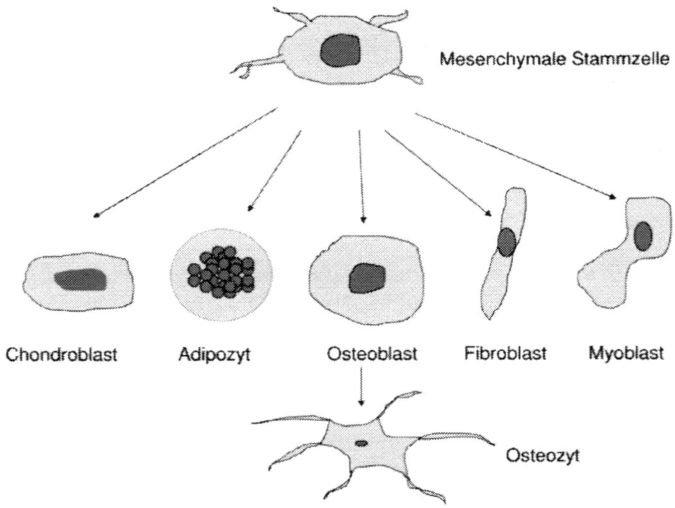

Abb. 1

Osteoklasten sind mehrkernige Riesenzellen, welche den Knochenabbau durchführen. Im Gegensatz zu den Osteoblasten, welche von einer mesenchymalen Stammzelle abstammen, leiten sich die Osteoklasten von einer hämatopoetischen Vorläuferzelle ab. Osteoklasten entstehen durch Fusion mehrerer einkerniger Präosteoklasten; die Präosteoklasten entstammen wie die Monozyten/Makrophagen aus den CFU-M (colony forming units-macrophages). Der Prozess der Knochenresorption findet in einer dicht umschlossenen Mikroumgebung, welche sich zwischen Osteoklast und Knochen befindet, statt. Um die anorganischen Knochenbestandteile aufzulösen, werden mithilfe der Carboanhydrase Wasserstoff-Ionen gebildet und aktiv in die Resorptionslakune gepumpt. Die bei diesem Vorgang gebildeten Bikarbonat-Ionen werden im Austausch gegen Chlorid-Ionen aus dem Osteoklasten geschleust. Über Chloridkanäle gelangen die Chlorid-Ionen in die Resorptionslakune. Um den Abbau der organischen Knochenmatrix zu bewerkstelligen, synthetisiert der Osteoklast verschiedene proteolytische Enzyme wie Kathepsin K oder Kollagenasen.

Knochenumbau

Der Knochen unterliegt zeitlebens kontinuierlichen Umbauprozessen. Zweck dieser Umbauprozesse ist es, alten, beschädigten Knochen zu ersetzen, den Knochen an veränderte mechanische Belastungen zu adaptieren sowie die Kalziumhomöostase aufrecht zu erhalten.

Kortikale (80 % der Gesamtknochenmasse, z. B. lange Röhrenknochen) und trabekuläre (20 % der Gesamtknochenmasse, z. B. Wirbelkörper) Knochen weisen unterschiedliche Knochenumbauarten auf: während der kortikale Knochen eine sehr langsame Umbaurate aufweist, ist diese im trabekulären Knochen deutlich höher. Nach Parfitt werden 6 Phasen des Knochenumbaus unterschieden (Abb. 2):

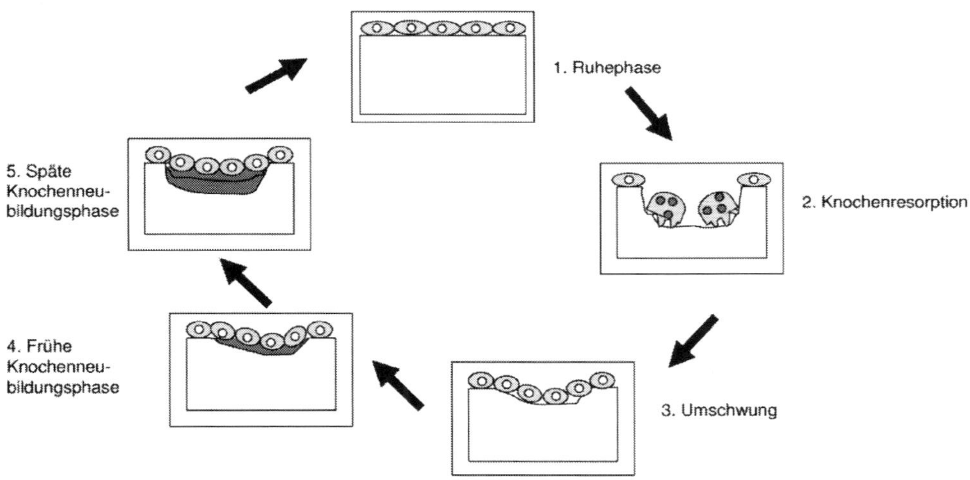

Abb. 2. Knochenumbau

1. Ruhephase: Während dieser Phase bedecken „lining cells“ die Oberfläche des Knochens.
2. Phase der Knochenresorption: Während dieser Phase, die etwa zwei Wochen dauert, findet der aktive Knochenabbau durch die Osteoklasten statt.
3. Umkehrphase: Osteoblasten-Vorläuferzellen gelangen zur Resorptionsstelle
4. Frühe Knochenneubildungsphase: Osteoblasten produzieren die organische Knochenmatrix (Osteoid).
5. Späte Knochenneubildungsphase: es erfolgt die primäre Mineralisierung des Osteoids
6. Ruhephase: Die Osteoblasten haben sich in „lining cells“ umgewandelt.

Lokale und systemische Regulatoren des Knochenumbaus
Die Entdeckung des RANK/RANKL/Osteoprotegerin-Systems hat unsere Kenntnisse über die Regulation des Knochenumbaus revolutioniert (Abb. 3).

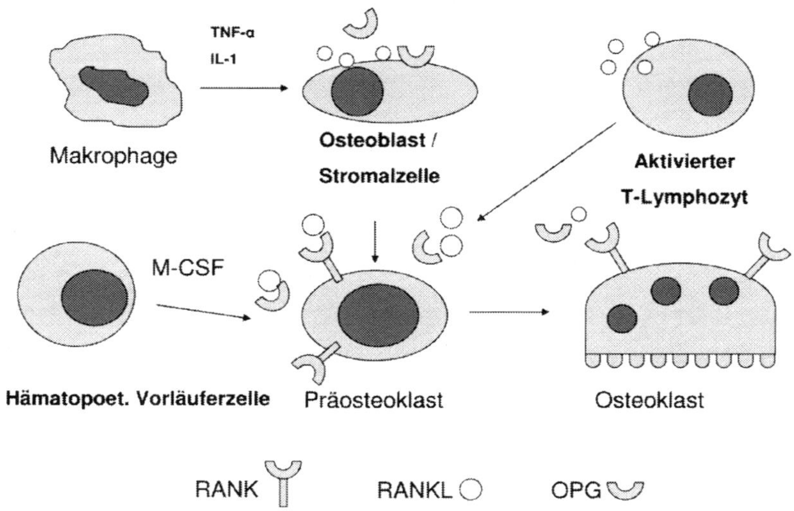

Abb. 3. Osteoklastengeneration

Es wurde herausgefunden, dass lediglich zwei Zytokine für die Generation von Osteoklasten essentiell sind: **Receptor activator of nuclear factor κb ligand** (Rankl) und Macrophage colony stimulating factor (M-CSF). RANKL wird von Knochenmarksstromazellen, Osteoblasten und aktivierten T-Lymphozyten produziert. **RANK**, der Rezeptor für RANKL, wird an der Oberfläche von Osteoklastenvorläuferzellen exprimiert. Osteoprotegerin ist ein hochaffiner Antagonist für RANKL.

Die Rolle der Knochenmarksstromazellen/Osteoblasten bei der Osteoklastenbildung besteht darin, dass sie die Signale einer Vielzahl von lokalen und systemischen Faktoren über entsprechende Rezeptoren aufnehmen und über das Verhältnis zwischen RANKL und Osteoprotegerin die Generation von Osteoklasten regulieren. Knochenmarksstromazellen bzw. Osteoblasten können somit über eine Steigerung der Produktion von RANKL die Osteoklastengeneration fördern bzw. durch eine Steigerung der Synthese von Osteoprotegerin die Knochenresorption hemmen. Hier ergeben sich auch therapeutische Ansatzpunkte in der Therapie der Osteoporose und der Therapie von Knochenmetastasen solider Tumore. **Denosumab**, ein humaner IgG2-anti-RANKL-monoklonaler Antikörper (MAK), hemmt die Interaktion RANK-RANKL und imitiert somit die Effekte von Osteoprotegerin. Die Hemmung der Aktivität der Osteoklasten vermindert die Knochenresorption.

Weitere die Knochenresorption steigernde lokale Faktoren sind: Tumor-Nekrose-Faktor-α, Interleukin-1, Interleukin-6, Interleukin-11, Interleukin-15, Interleukin-17, Fibroblast growth factor und Prostaglandin E2. Im Gegensatz dazu hemmen Interferon-γ, Interleukin-4, Interleukin-18 und Transforming growth factor-β die Knochenresorption auf lokaler Ebene.

Insulin-like growth factor-1, Transforming growth factor-β und Leptin sind Beispiele für lokale Faktoren, welche die Knochenneubildung stimulieren.

Auf systemischer Ebene gehören **Östrogene** zu den potentesten Inhibitoren der Knochenresorption. Sie wirken über Östrogenrezeptoren (nukleäre Rezeptoren, Östrogenrezeptor α, Östrogenrezeptor β), welche in Osteoblasten und Osteoklasten nachgewiesen wurden. 17-β-Östradiol hemmt sowohl die Generation als auch die Aktivität von Osteoklasten. Die hemmende Wirkung von Östrogenen auf die Osteoklastengeneration kann zumindest teilweise durch eine Verminderung der Produktion von Interleukin-1 oder Tumor-Nekrose-Faktor-α erklärt werden. Ähnlich wie Östrogene hemmen auch **Androgene** die Knochenresorption. Bemerkenswerterweise dürfte jedoch die Bedeutung der Östrogene auch für den Knochen des Mannes größer als diejenige der Androgene sein.

Kalzium- und Phosphathomöostase

Kalzium- und Phosphathomöostase sind eng miteinander vernetzt und werden durch das Zusammenwirken mehrerer Hormone aufrechterhalten: Neben 1,25-Dihydroxyvitamin D_3, Parathormon und Calcitonin wurde in den letzten Jahren vor allem durch die Entdeckung von FGF23 (fibroblast growth factor 23) und αKlotho unser Verständnis insbesondere der Phosphatregulation deutlich erweitert. Weitere, erst relativ rezent erkannte oder entdeckte Regulatoren der Kalzium- und Phosphathomöostase sind Östrogene, die auch unabhängig von der Regulation des Knochenumbaus in den Kalzium- und Phosphatstoffwechsel eingreifen, das Dental Matrix Protein 1 (DMP-1) und das Gewebskallikrein (tissue kallikrein, TK). Zielorgane dieser zentralen Regulatoren des Kalzium- und Phosphatstoffwechsels können der Darm (intestinale Resorption von Kalzium und Phosphat), die Niere (renale Ausscheidung/Rückresorption) oder der Knochen (Knochenformation oder Knochenresorption) sein.

1,25-Dihydroxyvitamin D_3 (Calcitriol) ist ein Steroidhormon, welches im Organismus aus 7-Dehydrocholesterin synthetisiert wird (Abb. 4). Unter der Einwirkung von UV-Licht wird daraus in der Haut Cholecalciferol („Vitamin D_3") gebildet. Die historisch gewachsene Bezeichnung „Vitamin" ist somit irreführend, insbesondere angesichts der Tatsache, dass die meisten Nahrungsmittel von Natur aus kaum Vitamin D enthalten und die Nahrung somit als Vitamin-D-Quelle eine untergeordnete Rolle spielt. Im Blut werden Vitamin-D-Verbindungen aufgrund ihrer Fettlöslichkeit an ein Transportprotein (Vitamin-D-bindendes Protein) gebunden transportiert. In der Leber wird das Cholecalciferol durch die 25-Hydroxylase in 25-Hydroxy-Vitamin D_3 umgewandelt. In der Niere entsteht durch die 1α-Hydroxylase letztlich das biologisch aktive 1,25-Dihydroxy-Vitamin D_3 (Calcitriol). Die Aktivität der 1α-Hydroxylase wird durch Kalzium- und Phosphatmangel, Parathormon und Östrogene stimuliert und durch FGF23 gehemmt.

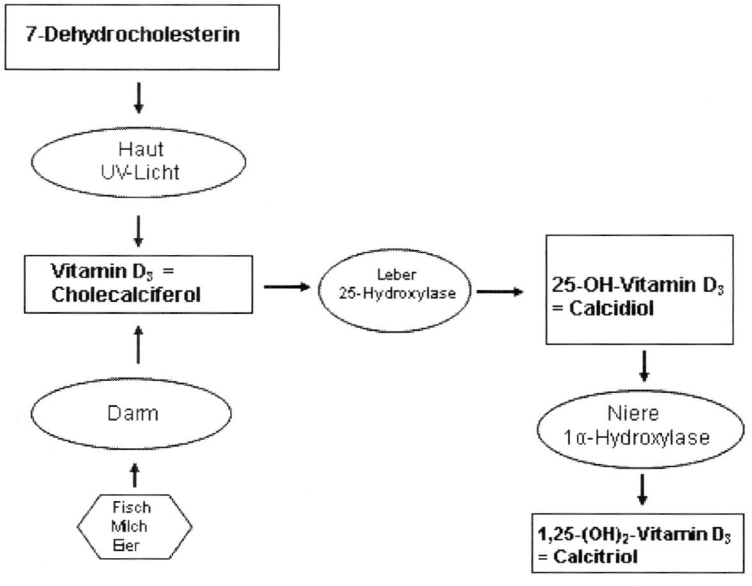

Abb. 4. Calcitriolsynthese

An den Zielzellen dissoziiert 1,25-Dihydroxy-Vitamin D_3 vom Transportprotein, diffundiert in die Zelle und bindet an den nukleären Vitamin-D-Rezeptor. Der Komplex aus 1,25-Dihydroxy-Vitamin D_3 und dem Vitamin-D-Rezeptor bildet mit dem Retinolsäure-X-Rezeptor ein Heterodimer. Dieses bindet an die DNA (Vitamin-D responsive element) und beeinflusst gemeinsam mit Kofaktoren die Transkription verschiedener Gene (z. B. RANKL, alkalische Phosphatase, Kalzium- und Phosphat-Transportproteine).

Eine zentrale Wirkung von 1,25-Dihydroxy-Vitamin D_3 ist die Stimulation der Resorption von Kalzium und Phosphat im Dünndarm sowie die Förderung der Rückresorption von Kalzium und Phosphat aus dem Tubuluslumen in der Niere. Dadurch wird eine wesentliche Voraussetzung für eine ausreichende Mineralisation der organischen Knochenmatrix geschaffen. Die Förderung des transepithelialen Kalzium- und Phosphattransports durch 1,25-Dihydroxyvitamin D_3 wird in erster Linie durch die Stimulation der Synthese von Transportproteinen bewerkstelligt, die in den letzten Jahren weitgehend identifiziert und charakterisiert werden konnten. Es handelt sich in erster Linie um den epithelialen Kalziumkanal TRPV6, das intrazelluläre Kalzium-bindende Protein Calbindin-D_{9k} und den Natrium-Phosphat-Ko-Transporter NaPiIIb im Dünndarm sowie den Kalziumkanal TRPV5, das Kalzium-bindende Protein Calbindin-D_{28k} und die Natrium-Phosphat-Ko-Transporter NaPiIIa und NaPiIIc in der Niere. Im Osteoblasten fördert 1,25-Dihydroxy-Vitamin D_3 die Expression des Knochenmatrixproteins Osteocalcin, der alkalischen Phosphatase und des RANKL. Die vermehrte Expression von RANKL erklärt die Steigerung der Knochenresorption durch 1,25-Dihydroxy-Vitamin D_3.

Bei einem schweren Vitamin-D-Mangel (< 20 nmol/L 25-Hydroxy-Vitamin D im Serum) ist die Knochenmineralisation aufgrund der erniedrigten Kalzium- und Phosphatkonzentrationen massiv beeinträchtigt. Dies äußert sich unter dem klinischen Bild der Rachitis mit charakteristischen Knochenverformungen, Wachstumsstörungen und Auftreibungen der Knorpel-Knochen-Grenzen an den Wachstumsfugen bei Kindern bzw. der Osteomalazie mit Knochenschmerzen und pathologischen Frakturen bei Erwachsenen. Eine Unterversorgung mit aktivem Vitamin D aufgrund des Ausfalls der renalen 1α-Hydroxylase ist auch an der Pathogenese der mit einer fortgeschrittenen Niereninsuffizienz einhergehenden renalen Osteodystrophie (chronic kidney disease mineral and bone disorder, CKD-MBD) beteiligt, die Charakteristika von Osteomalazie, Osteoporose und Hyperparathyreoidismus (s. unten) vereint. Aber auch ein subklinischer Mangel an Vitamin D (< 75 nmol/L 25-Hydroxy-Vitamin D im Serum), wie man ihn in Österreich bei ca. 80 % der Allgemeinbevölkerung vorfindet, ist ein wichtiger Risikofaktor für die bei weitem häufigste Knochenerkrankung, die Osteoporose. Sie ist charakterisiert durch eine verminderte Knochendichte, eine gestörte Mikroarchitektur des Knochens und ein damit einhergehendes erhöhtes Frakturrisiko. Die Störungen des Knochenstoffwechsels werden im Block 20 im Detail behandelt.

Vitamin-D-Rezeptoren wurden aber nicht nur in Darm, Niere und Knochen, sondern auch in einer großen Zahl von weiteren Organen bzw. Zellen (Brust, Prostata,

Muskulatur, Monozyten, aktivierte T- und B-Lymphozyten) nachgewiesen. Neuere Untersuchungen sprechen dafür, dass 1,25-Dihydroxy-Vitamin D_3 in verschiedenen Geweben antiproliferativ und immunmodulatorisch wirkt und dass ein subklinischer Vitamin-D-Mangel einen unabhängigen Risikofaktor für Krebs, kardiovaskuläre Erkrankungen, Autoimmunkrankheiten und Infektionen darstellen könnte.

Parathormon ist ein Polypeptid, das aus 84 Aminosäuren besteht und in den Nebenschilddrüsenzellen aus Präproparathormon synthetisiert wird; für die biologische Aktivität des Parathormons ist jedoch lediglich die Aminosäure-Sequenz 1–34 ausschlaggebend. Die Synthese bzw. Sekretion von Parathormon wird durch die Serumkalziumkonzentration beeinflusst, ein niedriger Kalziumspiegel stimuliert die Parathormonsekretion, während eine Hyperkalzämie die Parathormonsekretion hemmt. Durch die Entdeckung des calcium sensing receptors (CaSR) konnte die molekulare Grundlage für die Regulation der Parathormonsekretion durch die extrazellulären Kalziumspiegel aufgeklärt werden.

Die Wirkungen des Parathormons werden durch Bindung an eigene Rezeptoren (PTH/PTH related peptide receptor, PTH-Rezeptor 2) vermittelt. Die wesentliche Wirkung von Parathormon besteht in einer Steigerung des extrazellulären Kalzium- und in einer Senkung des Phosphatspiegels. Die Steigerung der extrazellulären Kalziumkonzentration beruht auf einer Förderung der Kalziumrückresorption in der Niere und einer Steigerung der Knochenresorption. Darüber hinaus stimuliert Parathormon die 1α-Hydroxylase und damit indirekt die enterale Kalziumresorption. Die Senkung der Phosphatkonzentration kommt durch eine Hemmung der Phosphatrückresorption in den proximalen Tubuli der Niere zustande. Bemerkenswerterweise steigert Parathormon, möglicherweise durch Förderung der Proliferation von Osteoblasten, auch die Knochenneubildung. Parathormon-related peptide aus Knorpelzellen verhindert die Verknöcherung der Epiphysenfuge. Die therapeutische (also stoßweise) Gabe von **Teriparatid**, dem aminoterminalen Fragment von Parathormon, fördert die Knochenneubildung und wird für die Behandlung der Osteoporose ausgenützt.

Calcitonin ist ein Polypeptid, welches aus 32 Aminosäuren besteht und in den C-Zellen der Schilddrüse synthetisiert wird. Eine Steigerung der Calcitoninsekretion wird durch erhöhte Serumkalziumspiegel ausgelöst. Calcitonin hemmt die Osteoklastentätigkeit und damit den Knochenabbau; zusätzlich hemmt Calcitonin die tubuläre Rückresorption von Phosphat und Kalzium in der Niere. Die physiologische Bedeutung von Calcitonin für den Knochenumbau im Erwachsenenalter dürfte allerdings von untergeordneter Bedeutung sein, da eine Überproduktion des Hormons (beim medullären Schilddrüsenkarzinom) zu keinen Veränderungen im Kalzium- und Phosphathaushalt führt.

Das relativ rezent charakterisierte **FGF23** ist ein aus 251 Aminosäuren bestehendes Glykoprotein, das vor allem von Osteozyten freigesetzt wird. Es senkt den Phosphatspiegel direkt über die Hemmung der Phosphat-Rückresorption in den proximalen Nierentubuli sowie indirekt über die Hemmung der renalen Vitamin-D-1α-Hydroxylase und die daraus resultierende Senkung der 1,25-Dihydroxy-Vitamin-D-Spiegel. Über letzteren Mechanismus sowie über die Unterdrückung der Freisetzung von PTH bewirkt FGF23 auch eine Senkung des Kalziumspiegels. Die Freisetzung von FGF23 wird durch Phosphat, Kalzium und 1,25-Dihydroxy-Vitamin D stimuliert, wobei die daran beteiligten Mechanismen (z. B. im Sinne eines phosphate-sensing Rezeptors) noch unklar sind. Primär überhöhte FGF23-Konzentrationen führen zu einer schweren Hypophosphatämie und damit einhergehend einer Störung der Knochenmineralisation. So verursachen angeborene genetische Muta-tionen, die das FGF23 gegen proteolytischen Abbau resistent machen und dadurch zu erhöhten FGF23-Konzentrationen führen, das klinische Bild der auto-somal dominanten hypophosphatämischen Rachitis, während die ektope, paraneo-plastische Produktion von FGF23 die Ursache der Tumor-assoziierten Osteomalazie ist.

αKlotho ist ein Transmembranprotein, das auf den Zellen der Nierentubuli und der Nebenschilddrüsen exprimiert wird. Es fungiert einerseits als Ko-Rezeptor für FGF23, andererseits wird seine extrazelluläre Domäne von der Zellmembran pro-teolytisch abgespalten und in die Zirkulation freigesetzt. Dieses lösliche αKlotho entfaltet seine Wirkungen als Enzym durch Modifikation der Glykosylierung von Proteinen, darunter dem renalen Kalziumkanal TRPV5 und dem renalen Natrium-Phosphat-Ko-Transporter NaPi2a, wodurch es eine Steigerung der Kalzium-Rück-resorption bei gleichzeitiger Senkung der Phosphat-Rückresorption bewirkt. Die Regulation der Freisetzung von löslichem αKlotho wurde noch nicht geklärt.

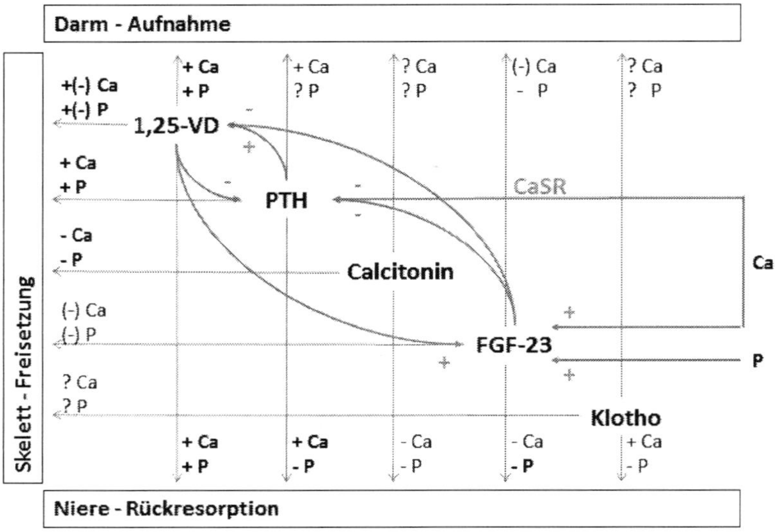

Abb. 5. Hormonelle Regulation des Kalzium- und Phosphatstoffwechsels.
+ = direkte Stimulation, - = direkte Inhibition, (+) = indirekte Stimulation, (-) = indirekte Inhibition
CaSR = Calcium-sensing receptor

Störungen des Kalzium- und Phosphat-Stoffwechsels und Erkrankungen der Nebenschilddrüse

Hypo- und Hyperkalzämie

Der Normbereich für das Serumgesamtkalzium beträgt 2,1–2,6 mmol/l; 50–55 % des Serumkalziums liegen in ionisierter (freier) Form vor, etwa 40 % sind an Proteine (überwiegend Albumin) und 5–10 % an Phosphat, Citrat oder Bikarbonat gebunden. Der Anteil des ionisierten Kalziums hängt somit mit der Proteinkonzentration im Serum zusammen; eine hohe Proteinkonzentration ist mit einem niedrigen ionisierten Kalzium verbunden, eine niedrige Proteinkonzentration mit einer erhöhten Fraktion des ionisierten Kalziums. Für Routinezwecke wird meist das Gesamtkalzium bestimmt; sofern die Serumeiweißkonzentration im Normbereich liegt, ist die diagnostische Aussage des Gesamtkalzium dem ionisierten Kalzium gleichwertig; bei erhöhtem oder erniedrigtem Serumeiweißgehalt muss jedoch eine Korrektur der Gesamtkalziumwerte durchgeführt werden. Neben dem Proteingehalt wird der Anteil des ionisierten Kalziums auch vom Blut-pH-Wert beeinflusst: eine Alkalose ist mit einem niedrigen ionisierten Kalzium, eine Azidose mit erhöhtem ionisiertem Kalzium verbunden.

Eine **Hypokalzämie** kann folgende Ursachen haben:

- Hypoparathyreoidismus
- Vitamin-D-Mangel
- Malabsorptionssyndrome (mangelnde Resorption von Kalzium und Vitamin D)
- Akute Pankreatitis

Als Folge einer Hypokalzämie kommt es zu einer Erhöhung der neuromuskulären Erregbarkeit; klinisch kann sich diese als hypokalzämische Tetanie äußern. Die Tetanie ist oft mit Parästhesien verbunden, es kommt zu Krampfanfällen, welche bei erhaltenem Bewusstsein auftreten sowie zu einer charakteristischen Pfötchenstellung der Hände. Eine latente Tetanie kann durch Beklopfung des Nervus facialis ausgelöst werden (Chvostek-Zeichen). Im EKG kann bei Hypokalzämie eine Verlängerung der QT-Strecke beobachtet werden. Bei lange bestehenden Hypokalzämien kann es auch zu Katarakten, trophischen Störungen und Psychosen kommen.

Therapeutisch wird bei Tetanie parenteral Kalzium verabreicht. Die Langzeittherapie der Hypokalzämie erfolgt entsprechend der Grunderkrankung (z. B. Vitamin D und Kalzium-Substitution).

Wesentliche Ursachen der Hyperkalzämie

- Primärer und tertiärer Hyperparathyreoidismus (s. Hyperparathyreoidismus)
- Maligne Tumore: die maligne Hyperkalzämie ist in der klinischen Praxis eine häufige Ursache eines erhöhten Serumkalziumspiegels. Eine maligne Hyperkalzämie kann einerseits im Rahmen von osteolytischen Knochenmetastasen (z. B. bei Mammakarzinom) auftreten, andererseits können Tumore durch die paraneoplastische Bildung parathormonähnlicher Peptide (PTH related peptid) eine Hyperkalzämie hervorrufen. Maligne Erkrankungen des blutbildenden Systems, z. B. das multiple Myelom, können unter anderem durch vermehrte Produktion von RANKL zu einer Hyperkalzämie führen
- Hyperthyreose
- Nebennierenrindeninsuffizienz
- Medikamentös-toxisch: Vitamin-D-Intoxikation, Thiazid-Diuretika, Lithium, Vitamin A
- Sarkoidose: Bei etwa 10 % der Patienten mit Sarkoidose wird eine Hyperkalzämie beobachtet, diese kommt durch extrarenale Synthese von 1,25-Dihydroxy-Vitamin D durch die Makrophagen in den Sarkoidosegranulomen zustande.
- Immobilisation: Aufgrund der fehlenden mechanischen Belastung kommt es bei Immobilisation zu einem gesteigerten Knochenabbau, der auch zu einer Hyperkalzämie führen kann.
- Familiäre hypokalzurische Hyperkalzämie: Diesem Krankheitsbild kann eine inaktivierende Mutation des calcium sensing receptors zugrunde liegen.

Folgen der Hyperkalzämie
Während bei einem Teil der Patienten mit Hyperkalzämie keine spezifischen Symptome auftreten, kann ein erhöhter Serumkalziumspiegel zu Herabsetzung der neuromuskulären Erregbarkeit, welche sich als Adynamie, Muskelschwäche und Obstipation äußern kann, führen. Von kardialer Seite werden bei Hyperkalzämie Rhythmusstörungen und eine QT-Verkürzung im EKG beobachtet. Hyperkalzämie kann auch zu psychiatrischen Folgeerscheinungen (Depressionen) führen. Eine Hyperkalzämie kann weiters zu Polyurie mit der möglichen Folge einer Exsikkose und Anurie führen; bei länger bestehender Hyperkalzämie können auch eine Urolithiasis aufgrund einer Hyperkalzurie sowie ektope Ablagerungen von Kalzium (z. B. bei Gefäßen oder Gelenken) auftreten. Bei deutlich erhöhtem Serumkalzium (etwa 3,5 mmol/l) droht eine hyperkalzämische Krise, die mit Nierenversagen und neuropsychiatrischen Erscheinungen (Delirium, Koma) einhergehen kann. Ferner sind abdominelle Schmerzen, Übelkeit, Erbrechen und selten ein peptisches Ulcus oder eine Pankreatitis möglich.

Therapie der Hyperkalzämie: zusätzlich zur Behandlung der Grunderkrankung können symptomatische Maßnahmen, wie eine forcierte Diurese (nach Ausgleich des durch die Polyurie verursachten Flüssigkeitsmangels), die Verabreichung von Schleifendiuretika und ggf. die Gabe von Bisphosphonaten oder bei Niereninsuffizienz eine Hämodialyse notwendig werden.

Hypophosphatämie/Hyperphosphatämie
Eine **Hypophosphatämie** kann aufgrund einer verminderten Phosphataufnahme im Darm, z. B. bei Fehl- oder Mangelernährung, chronischem Alkoholismus, Vitamin-D-Mangel, bei generalisierter Malabsorption oder als Folge einer Therapie mit Phosphat-bindenden Antazida entstehen. Darüber hinaus kann ein Phosphatmangel auch Folge einer vermehrten Ausscheidung von Phosphat im Harn sein (bei primärem Hyperparathyreoidismus, bei überhöhten Konzentrationen von FGF23 wie bei der autosomal dominanten hypophosphatämischen Rachitis oder bei der Tumor-assoziierten Osteomalazie, sowie bei Tubulopathien wie dem Fanconi-Syndrom). Folgen einer schweren Hypophosphatämie können Mineralisationsstörungen, verschiedene ZNS-Symptome (z. B. Parästhesien, Krämpfe, Koma), Muskelschwäche, Herzinsuffizienz und eine Hämolyse (aufgrund des Absinkens des 2,3-Diphosphoglycerats in den Erythrozyten) sein.

Die **Hyperphosphatämie** kann als Folge eines Hypoparathyreoidismus oder im Rahmen einer chronischen Niereninsuffizienz, die mit einer verminderten Phosphatausscheidung einhergeht, auftreten. Als Folge einer Hyperphosphatämie können extraskelettale Kalzifikationen auftreten.

Hyperparathyreoidismus

Primärer Hyperparathyreoidismus

Der primäre Hyperparathyreoidismus ist als Erkrankung der Glandulae parathyreoideae = Epithelkörperchen = Nebenschilddrüse (4 Drüsen in unmittelbarer Nähe zu den oberen und unteren Polen der Schilddrüse) mit vermehrter Produktion von Parathormon definiert. Der primäre Hyperparathyreoidismus ist die dritthäufigste endokrine Erkrankung nach Diabetes mellitus und Schilddrüsenerkrankungen. Die jährliche Inzidenz ist mit 30 Erkrankungsfällen pro 100.000 Einwohner anzunehmen. Die Erkrankung tritt vorwiegend im 5. und 6. Lebensjahrzehnt auf. Die Prävalenz des primären Hyperparathyreoidismus liegt zwischen 0,2 und 0,4 %, Frauen sind 2- bis 3-mal häufiger betroffen als Männer.

Bei etwa 80 % liegt einem primären Hyperparathyreoidismus ein Nebenschilddrüsen-Adenom zugrunde. Weitere Ursachen des Hyperparathyreoidismus können multiple Nebenschilddrüsenadenome oder eine Hyperplasie der Epithelkörperchen sein; Nebenschilddrüsenkarzinome sind selten (unter 1 % der Fälle). Vererbbare Syndrome, welche bei ca. 20 % der Patienten mit Nebenschilddrüsenhyperplasie beobachtet werden können, betreffen die mutiple endokrine Neoplasie Typ I (MEN 1), die multiple endokrine Neoplasie Typ II a (MEN 2a), die familiäre hypokalzurische Hyperkalzämie (FHH) und den neonatalen primären Hyperparathyreoidismus. Man findet Keimbahnmutationen im MEN1-Gen bei MEN 1, im RET-Protoonkogen bei MEN 2 und im Kalzium-sensing-Rezeptor bei der familiären hypokalzurischen Hyperkalzämie und dem neonatalen primären Hyperparathyreoidismus. Es ist anzumerken, dass sich bei MEN 2a ein Hyperparathyreoidismus nicht vor dem klinischen Auftreten eines medullären Schilddrüsenkarzinoms manifestiert.

Als Folge der Überproduktion von Parathormon kommt es zu einer Osteoklastenstimulierung und daher zu einem vermehrten Knochenabbau. In der Niere führt Parathormon zu einer vermehrten renalen Phosphatausscheidung und damit zu Hypophosphatämie. Kalzium wird durch den Parathormonexzess zunächst verstärkt rückresorbiert, was ebenfalls zur Entwicklung von Hyperkalzämie beiträgt. Im weiteren Krankheitsverlauf schlägt die verminderte Kalziumausscheidung in eine Hyperkalzurie um. Durch Parathormon wird 1α-Hydroxylase und damit die Bildung von 1,25-Dihydroxy-Vitamin D_3 stimuliert, wodurch die intestinale Absorption von Kalzium verstärkt wird.

Klinik des primären Hyperparathyreoidismus

Bei einem Teil der Patienten (80 %) liegen keine oder nur unspezifische Beschwerden vor; bei diesen Personen wurde die Hyperkalzämie meist als Zufallsbefund entdeckt. In Abhängigkeit vom Schweregrad der Kalziumerhöhung können sich die Symptome der Hyperkalzämie (siehe Kapitel Hyperkalzämie) entwickeln. Darüber hinaus werden bei Patienten mit primärem Hyperparathyreoidismus Knochen-, Nieren-, gastrointestinale Manifestationen beobachtet.

Die klassische **Knochenmanifestation** des Hyperparathyreoidismus, die Osteodystrophia cystica fibrosa generalisata (Morbus Recklinghausen), wird heute nur mehr selten angetroffen. Neuere Untersuchungen haben gezeigt, dass der primäre Hyperparathyreoidismus mit einem erhöhten Frakturrisiko einhergeht. Bei einem Teil der Patienten ist im Röntgenbild eine diffuse Osteopenie nachweisbar.

Die wesentlichsten **Nierenmanifestationen** sind die Nephrolithiasis bzw. Nephrokalzinose; in fortgeschrittenen Fällen kann sich auch eine Niereninsuffizienz entwickeln. An **gastrointestinalen** Manifestationen werden peptische Ulcera, Übelkeit, Appetitlosigkeit und auch Pankreatitis beschrieben.

Für die Diagnose eines primären Hyperparathyreoidismus sind erhöhte Serumkalzium- und erhöhte Parathormonspiegel richtungsweisend. Weitere typische Laborbefunde, die allerdings nicht bei allen Patienten angetroffen werden müssen, sind eine Hypophosphatämie, eine Erhöhung der alkalischen Phosphatase und eine Hyperkalzurie.

Zur Detektion von Knochenmanifestationen der Erkrankung wird heute die Durchführung einer Knochendichtemessung empfohlen. Zur Darstellung von Nebenschilddrüsenadenomen kommen szintigraphische (Abb. 6), sonographische (Abb. 7) und Computer-tomographische Techniken zum Einsatz. Die Szintigraphie ist für die Lokalisation von ektopen Nebenschilddrüsenadenomen hilfreich.

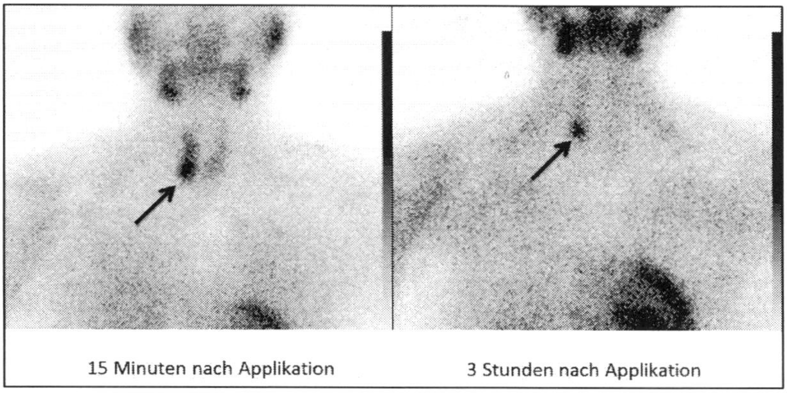

Abb. 6. Szintigraphische Darstellung eines Nebenschilddrüsenadenoms bei primärem Hyperparathyreoidismus (Tracer: Tc99m-sestamibi)

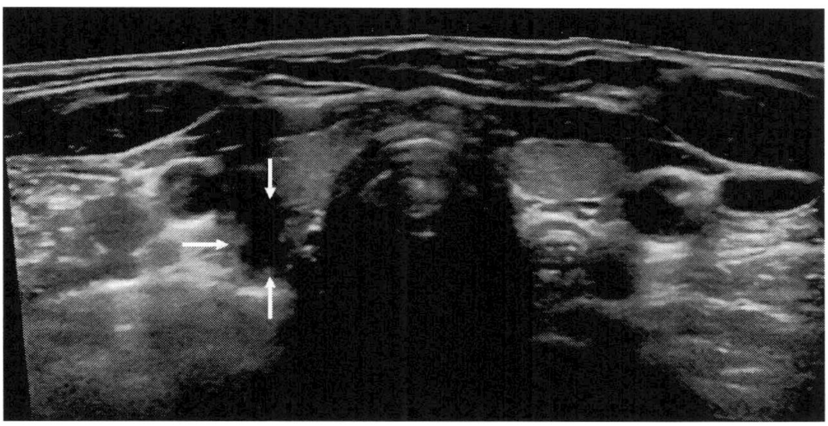

Abb. 7. Sonographische Darstellung eines Nebenschilddrüsenadenoms

Eine definitive **Behandlung** des primären Hyperparathyreoidismus ist durch operative Entfernung des abnormalen parathyreoidären Gewebes möglich, meist durch einen minimal invasiven Eingriff. Der Erfolg der Operation wird intraoperativ durch die PTH-Bestimmung dokumentiert.

Während der symptomatische primäre Hyperparathyreoidismus eine eindeutige Operationsindikation darstellt, kann bei asymptomatischen Formen eines primären Hyperparathyreoidismus eine abwartende Haltung indiziert sein.

Sekundärer Hyperparathyreoidismus

Eine Hypokalzämie oder eine Hyperphosphatämie können zu einem sekundären Hyperparathyreoidismus führen. Die Ursachen hierfür sind eine chronische Niereninsuffizienz oder eine Leberzirrhose infolge einer gestörten Umwandlung von Vitamin D3. Durch das fehlende aktive Vitamin D3 wird im Darm weniger Kalzium aufgenommen. Bei Cholostase ist durch den Mangel an Gallensäuren die Resorption von Vitamin D3 aus der Nahrung gestört. Ein Vitamin D Mangel findet sich auch bei fehlender Sonnenlichtexposition. Beim sekundären Hyperparathreoidismus findet sich mehrheitlich eine Mehrdrüsenhyperplasie.

Tertiärer Hyperparathyreoidismus

Unter tertiärem Hyperparathyreoidismus versteht man das Auftreten einer Hyperkalzämie im Verlauf eines sekundären Hyperparathyreoidismus aufgrund einer autonomen Epithelkörperchenüberfunktion.

Hypoparathyreoidismus

Eine Unterfunktion der Nebenschilddrüsen kann postoperativ (z. B. nach Schilddrüsenoperationen) auftreten; selten sind der idiopathische Hypoparathyreoidismus (Autoimmungenese?) und das Di-George-Syndrom (Aplasie von Nebenschilddrüse und Thymus).

Folgen des Hypoparathyreoidismus sind Hypokalzämie bzw. Tetanien (siehe Kapitel Hypokalzämie). Die für den Hypoparathyreoidismus typische Laborkonstellation besteht in einem niedrigen Serumkalzium und einem erhöhten Serumphosphat bei niedrigem Parathormon. Bei Patienten mit Hypoparathyreoidismus kann im Ellsworth-Howard-Test nach Verabreichung von PTH eine deutliche Steigerung der Ausscheidung von Phosphat und cAMP nachgewiesen werden.
Beim (seltenen) Pseudohypoparathyreoidismus liegt eine Endorganresistenz gegen Parathormon vor.

Literatur

Bartl R, Bartl C: Osteoporose-Manual – Diagnostik, Prävention und Therapie. Springer Verlag Berlin/Heidelberg/New York, 2004

Bilezikian JP, Raisz LG, Martin TJ (Eds): Principles of Bone Biology. 3rd Edition, Academic Press, 2008

Khan AA, Hanley DA, Rizzoli R et al. Primary hyperparathyroidism: review and recommendations on evaluation, diagnosis, and management. A Canadian and international consensus. Osteoporos Int (2017) 28:1–1

Rosen CJ (Ed): Primer on the Metabolic Bone Diseases and Disorders of Mineral Metabolism. 8th Edition. John Wiley & Sons, Inc., ASBMR, 2013

Danksagung

Die Autoren möchten sich bei Frau Birgit Schwarz für die Anfertigung der Abbildungen 1–4 bedanken.

Autorenverzeichnis

Univ.-Doz. Dr. **Martin Bischof**
Allg. Öffentliches Krankenhaus Elisabethinen
Fadingerstraße 1, 4020 Linz

O. Univ.-Prof. Dr. **Robert Dudczak**
Univ.-Klinik für Nuklearmedizin
Medizinische Universität Wien
Währinger Gürtel 18–20, BT10, 1090 Wien

Ao.Univ.-Prof. Dr. **Georgios Karanikas**
Univ.-Klinik für Nuklearmedizin
Medizinische Universität Wien
Währinger Gürtel 18–20, BT10, 1090 Wien

Univ.-Prof. Dr. **Klaus Kaserer**
Labor Kaserer, Koperek & Beer
Reisnerstraße 5/3/2, 1030 Wien

Assoc. Prof. Priv.-Doz. Dr. **Florian Kiefer,** PhD
Univ.-Klinik für Innere Medizin III
Medizinische Universität Wien
Währinger Gürtel 18–20, 1090 Wien

Priv.-Doz. Dr. **Oskar Koperek**
Labor Kaserer, Koperek & Beer
Reisnerstraße 5/3/2, 1030 Wien

Ao. Univ.-Prof. Dr. **Martin Kraupp**
Institut für Medizinische Chemie
Medizinische Universität Wien
Währinger Straße 10, 1090 Wien

Ao.Univ.-Prof. Dr. **Michael Krebs**
Univ.-Klinik für Innere Medizin III
Medizinische Universität Wien
Währinger Gürtel 18–20, 1090 Wien

Prim. Univ. Prof. Dr. **Bernhard Ludvik**
1. Med. Abt. mit Diabetologie, Endokrinologie und
Nephrologie Krankenanstalt Rudolfstiftung
Juchgasse 25, 1030 Wien

Univ.-Prof. Dr. **Anton Luger**
Univ.-Klinik für Innere Medizin III
Medizinische Universität Wien
Währinger Gürtel 18–20, 1090 Wien

Ass.-Prof. Univ.-Doz. Dr. **Rodrig Marculescu**
Klin. Abt. für Medizinisch-Chemische Labordiagnostik
Medizinische Universität Wien
Währinger Gürtel 18–20, 1090 Wien

Ao. Univ.-Prof. Dr. **Wolfgang Marktl**
GAMED – Wiener Internationale Akademie für Ganzheitsmedizin, Präsident
Otto Wagner Spital
Sanatoriumstraße 2/Gebäude G, 1140 Wien

Ao. Univ.-Prof. Dr. **Christian Nanoff**
Institut für Pharmakologie
Medizinische Universität Wien
Währinger Straße 13a, 1090 Wien

Ao. Univ.-Prof. Dr. **Peter Pietschmann**
Institut für Pathophysiologie und Allergieforschung
Medizinische Universität Wien
Währinger Gürtel 18–20, 1090 Wien

Univ.-Prof. Dr. **Marjan Slak Rupnik**
Institut für Physiologie
Medizinische Universität Wien
Schwarzspanierstraße 17, I, 1090 Wien

Prim. Univ.-Prof. Dr. **Wolfgang Schima**
Abteilung Radiologie
Krankenhaus Göttlicher Heiland
Dornbacher Straße 20–28
1170 Wien

Ao. Univ.-Prof. Dr. **Thomas Stulnig**
Univ.-Klinik für Innere Medizin III
Medizinische Universität Wien
Währinger Gürtel 18–20, 1090 Wien

Ao. Univ.-Prof. Dr. **Martin Willheim**
Institut für Pathophysiologie und Allergieforschung
Medizinische Universität Wien
Währinger Gürtel 18–20, 1090 Wien